AF317194

ÉTUDES PRATIQUES

SUR

L'ANGINE COUENNEUSE,

A PROPOS D'UNE ÉPIDÉMIE

QUI A RÉGNÉ DANS L'ARRONDISSEMENT D'ISSOUDUN

PENDANT LES ANNÉES 1856, 1857, 1858 ET 1859;

Par le Dr JUGAND,

Chirurgien des Hospices d'Issoudun.

———

PARIS.

P. ASSELIN, GENDRE ET SUCCESSEUR DE LABÉ,

LIBRAIRE DE LA FACULTÉ DE MÉDECINE,

place de l'École-de-Médecine.

———

1861

ÉTUDES PRATIQUES

SUR

L'ANGINE COUENNEUSE,

A PROPOS D'UNE ÉPIDÉMIE

QUI A RÉGNÉ DANS L'ARRONDISSEMENT D'ISSOUDUN

PENDANT LES ANNÉES 1856, 1857 1858 ET 1859.

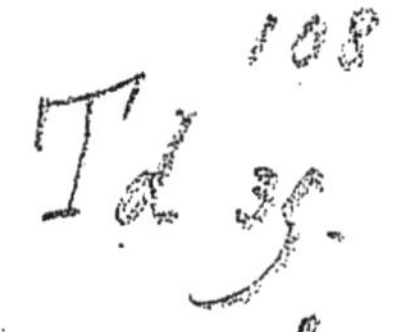

Paris. — RIGNOUX, IMPRIMEUR DE LA FACULTÉ DE MÉDECINE,
rue Monsieur-le-Prince, 31.

ÉTUDES PRATIQUES

SUR

L'ANGINE COUENNEUSE,

A PROPOS D'UNE ÉPIDÉMIE

QUI A RÉGNÉ DANS L'ARRONDISSEMENT D'ISSOUDUN

PENDANT LES ANNÉES 1856, 1857, 1858 ET 1859;

Par le D\u1d3f JUGAND,

Chirurgien des Hospices d'Issoudun.

———⊙⊙⊙———

PARIS.

P. ASSELIN, GENDRE ET SUCCESSEUR DE LABÉ,

LIBRAIRE DE LA FACULTÉ DE MÉDECINE,

place de l'École-de-Médecine.

1861

1860

ÉTUDES PRATIQUES

SUR

L'ANGINE COUENNEUSE,

A PROPOS D'UNE ÉPIDÉMIE

QUI A RÉGNÉ DANS L'ARRONDISSEMENT D'ISSOUDUN

PENDANT LES ANNÉES 1856, 1857 1858 ET 1859.

------•------

Considérations générales.

Quand le fléau des épidémies vient ravager une contrée, c'est un devoir pour le médecin de signaler à l'attention de tous, les faits qu'il a pu observer, les phénomènes qui l'ont plus spécialement frappé. C'est à ce devoir que j'obéis aujourd'hui en relatant l'histoire d'une épidémie dont l'importance eût mérité l'honneur d'une autre plume que la mienne. A défaut d'autre mérite, elle aura celui de n'avoir décrit que des faits observés avec exactitude et sans idée préconçue.

Chaque maladie à l'état sporadique a des caractères tranchés, que l'idiosyncrasie, les dispositions ou la condition sociale de l'individu sur lequel ils se montrent, ne font que modifier sans leur ravir les caractères principaux. A l'état épidémique, il n'en est plus ainsi. Le mal revêt mille formes insolites, met en relief des phénomènes inconnus ou rares, laisse dans l'oubli les plus communs, renverse en un mot toutes les idées reçues et semble se jouer des descriptions.

Tel symptôme isolé qui dans l'état ordinaire n'a pas paru devoir être signalé, auquel le génie épidémique donne une importance qui ne permet plus de l'omettre, et le classe au premier rang. Bien plus, il faut considérer l'époque de son apparition, il faut l'ensemble des signes qui le précèdent,

1

l'accompagnent ou le suivent, pour lui trouver une explication qui avait fui jusqu'à présent. En temps d'épidémie, tous les symptômes d'une maladie sont à leur paroxysme, on les voit là comme à travers un grossissement. On observe autour de soi le même mal à tous ses degrés, sur divers sujets et souvent sur le même, on saisit à part les différences des tempéraments, les conditions favorables ou nuisibles à son développement, et tel phénomène qui chez un malade légèrement atteint passait à vos yeux pour une élucubration d'une nature trop sensible, grossi, amplifié chez un autre gravement compromis, vous permet de vous faire une juste idée de sa valeur, des causes qui l'amènent, et de ses effets sur le patient.

Aussi ne suffit-il pas pour le médecin consciencieux qui assiste au spectacle désolant d'une épidémie, de relater isolément chacun des symptômes, sans en chercher l'origine, de les rapprocher sans chercher à les expliquer. Il tomberait ainsi dans une confusion qu'il aurait peine à éclaircir et perdrait de vue la nature et l'essence du mal. Son travail sans ensemble ne saurait porter de fruits.

Il lui faut savoir coordonner tous les faits, les grouper convenablement et suivant leur nature, sans tomber dans ces oiseuses divisions et subdivisions, à peine bonnes à aider la mémoire au détriment du jugement. Il ne s'en tiendra pas à cet examen superficiel, il ira autant que possible chercher la nature intime des symptômes qu'il étudie. Bientôt il se convaincra que, malgré la variété de ses manifestations, le génie épidémique est invariable dans son essence ; divisible à l'infini dans son mode de se traduire au dehors, unique dans sa manière de frapper. C'est le même marteau qui frappe également divers timbres, et qui, selon la matière qui les compose ou l'arrangement de leurs molécules, leur fait rendre mille sons différents.

Ce serait s'exposer à une grande erreur de se faire, d'après les symptômes d'une maladie sporadique, une idée de ceux qui se présentent dans la même maladie en temps d'épidémie. Les épidémies ont cela de particulier que chacune d'elles est pour ainsi dire une maladie à part, avec un cortége de symptômes groupés de telle sorte, avec de telles variantes, qu'ils ne sont plus ceux de sa congénère en temps ordinaire. Bien mieux, la même épidémie, à deux époques différentes, ou dans deux lieux isolés, présentera des symptômes entièrement dissemblables.

Il n'y a donc pas lieu d'être étonné des divergences d'opinion entre les auteurs qui ont observé en divers lieux des épidémies de même genre, soit à l'égard de la nature du mal, de ses causes, ou des moyens de le combattre.

Aussi est-ce pour le médecin une étude pleine d'intérêt que celle de ces curieuses manifestations d'un même fléau. Observer les phénomènes variés qui s'offrent à lui, tenir compte des conditions qui les font naître, les réunir malgré leur dissemblance plus apparente que réelle, en tenant compte d'analogies moins frappantes, mais plus certaines et plus profondes, et sur ces données fournies par la raison, étayer une doctrine qui satisfasse l'esprit sans être en désaccord avec les faits ; c'est le devoir de tout homme qui ne veut pas rester spectateur indifférent, et qui veut, en satisfaisant une juste et légitime curiosité, servir à l'enseignement de chacun, et en ouvrant devant les autres la voie qu'ils devront suivre, stimuler leur zèle et arriver plus tard, autant qu'il est au pouvoir de l'homme, à délivrer l'humanité des fléaux dont elle est et sera encore longtemps la victime.

C'est un fait d'observation générale, qu'une épidémie, quelle qu'elle soit, s'use, pour ainsi dire, d'elle-même, et, quels que soient les moyens qu'on déploie contre elle, parcourt ses périodes, semblant se jouer des précautions comme des prévisions les plus sages et les plus logiques. En tout temps, on a théoriquement séparé le cours d'une épidémie en trois périodes peu tranchées et souvent interrompues et reprises, mais néanmoins facilement appréciables par celui qui regarde de plus haut et néglige les particularités. C'est assez dire que ce ne sera ni le début ni la fin du fléau qu'il faudra considérer pour étudier le mal, ce sont les périodes d'accroissement et d'état qui offriront la véritable physionomie de la maladie. Au début, tout est encore dans une demi-obscurité, les tempéraments ne sont pas encore imprégnés du poison, le médecin qui étudie, pris à l'improviste, manque de guide pour diriger ses recherches ; il ne voit d'ailleurs que des phénomènes assez ordinaires qui ne font que préparer son esprit aux apparitions étranges qui l'attendent, et devant lesquelles il aura à déployer toute sa sagacité.

Bien moins encore, devra-t-il attendre le déclin du mal, s'il n'a gardé le souvenir de ce qu'il a vu. C'est à cette période surtout qu'il serait facilement trompé par des succès qui ne sont pas les siens ; c'est là qu'il verrait si facilement le mal céder à ses prescriptions et s'éteindre devant les remèdes les plus bénins. Trompé par des résultats inespérés que d'autres ne pouvaient obtenir, il tomberait dans une funeste quiétude jusqu'à ce qu'une recrudescence du fléau qui semblait s'éteindre se charge de le rappeler à d'autres idées.

C'est cette dernière période des épidémies qu'exploitent certains médecins peu scrupuleux, qui, cachant sous leur titre un charlatanisme éhonté, à l'aide de quelques procédés connus de tout le monde et qu'ils savent donner comme nouveaux, promettent hautement une guérison dont la nature seule fait tous les frais, et passent aux yeux du vulgaire pour des oracles, quand ce ne sont que d'impudents spéculateurs.

Combien d'épidémies ont régné sur l'espèce humaine ! Combien d'historiens nous ont laissé l'affligeant tableau de leurs désastres ! Aujourd'hui encore, malgré de semblables avertissements et le large tribut payé par l'humanité aux maladies, malgré les travaux sans nombre qui se sont succédé, toute explication satisfaisante des fléaux épidémiques a échappé à la sagacité de l'homme.

Je n'entends point parler de ces causes prochaines, facilement aperçues, plus facilement appréciées, et mises avec raison au rang de causes secondaires, occasionnelles. Je veux parler de ces grandes découvertes qui nous élèvent jusqu'à la nature du mal, et qui signalent la cause essentielle à laquelle il doit son existence. Nous en sommes encore réduits à cette déduction peu rigoureuse : *post hoc, ergo propter hoc,* et quoi qu'on ait pu dire et faire jusqu'à ce jour, on n'a encore pu montrer clairement que des successions d'événements sans en trouver la source.

En temps ordinaire, une même cause amène des maladies diverses, suivant les dispositions de l'organisme, l'idiosyncrasie de chacun. L'individu frappé d'un mal réagira sur lui au point d'en modifier et d'en changer la nature. C'est ainsi que nous voyons une brusque alternative de froid et de chaud produire chez l'un une pneumonie, chez l'autre un rhumatisme articulaire. La chaleur sera chez celui-ci la cause d'une apoplexie, chez celui-là d'une dysentérie.

Et l'on arrivera à cette conclusion en apparence paradoxale :

Même cause, effets variés.

Pourquoi n'en est-il plus de même en temps d'épidémie ? Pourquoi tous ceux qui sont frappés le sont-ils du même mal ? Pourquoi le rôle de la constitution n'est-il plus que celui d'un palliatif, et n'agit-il que sur l'intensité du fléau, au lieu d'être un modificateur ? Bien plus encore : pourquoi une maladie, existant avant l'invasion du fléau, prendra-t-elle à son approche un cachet particulier qui sera comme une image fidèle de la maladie régnante ? Celle-ci frappe de son sceau tout ce qui peut en recevoir l'empreinte :

Mêmes causes, mêmes effets.

Et si l'on veut répondre quelque chose aux questions que soulèvent ces curieuses manifestations, ne doit-on pas avancer sans crainte que c'est parce que l'attaque va porter trop haut, vers l'élément vital qu'elle paralyse en lui ôtant toute puissance de réaction, et que c'est à peine si la constitution peut amoindrir les effets d'un choc si puissant ; qu'en un mot c'est aux sources mêmes de la vie que le mal va s'adresser en cherchant à les tarir.

Et j'ajouterai, pour plus de précision, que c'est dans des modifications inappréciables de l'influx nerveux, dans quelque altération des fluides magnéto-électriques de l'économie, qu'il est permis de supposer que l'on pourra trouver plus tard l'explication des phénomènes que nous ne faisons qu'entrevoir ; car ce n'est, selon nous, qu'ultérieurement que les liquides modifiés dans leurs principes essentiels offrent des réactions sensibles à nos moyens d'investigation, et deviennent le véhicule du poison.

Conceptions imaginaires, pures hypothèses, j'en conviens,

mais seules propres jusqu'alors à satisfaire l'esprit. Et d'ailleurs, pourquoi n'irait-on pas chercher quelques explications dans cette science encore naissante de l'électro-magnétisme, qui a tant fait déjà qu'elle permet d'en espérer les plus audacieux résultats? Elle est comme une ancre de salut pour ceux qui explorent des régions inconnues. Puisse-t-elle tenir tout ce qu'elle promet!

Topographie médicale.

Quand on étudie une maladie en général et abstraction faite des cas particuliers, il est permis de négliger certains faits d'une importance secondaire, propres à chacune de ses manifestations. Celui qui fait la synthèse met à profit les travaux analytiques de chacun, les résume, et sur cette base édifie le système qu'il donne comme l'expression la plus vraie et la plus générale.

Si au contraire il s'agit d'une épidémie bornée à un pays, à une localité, les moindres particularités inhérentes au pays même et qu'on ne retrouve pas ailleurs acquièrent une importance qui ne permet pas de les passer sous silence. On ne doit rien négliger de ce qui peut fournir quelque lumière. Tel point obscur, négligé aujourd'hui, peut servir plus tard à l'éclaircissement d'un autre.

Nul ne doute que l'on ne doit pas s'attendre à trouver dans l'observation topographique la clef de tous les phénomènes. Mais en appréciant avec soin les conditions dans lesquelles se trouvent ceux que frappe une maladie, le milieu dans lequel ils vivent et les modifications que celui-ci peut éprouver, il sera plus facile de saisir les points vulnérables que le mal devra attaquer et qui lui auront offert toutes les conditions favorables à son développement, un sol propre à son accroissement.

Scribo hæc in aere romano, disait Baglivi, sentant bien l'influence du climat, et appréciant combien peut être différente une maladie sous deux ciels éloignés. Que deux hommes également consciencieux étudient en deux lieux différents la même épidémie, leur désaccord frappera tout le monde, on s'étonnera du résultat auquel chacun sera arrivé, et bien souvent on cherchera à laisser de côté les points les plus opposés pour rapprocher ceux qui sembleraient s'accorder. Ce ne sont pas les deux hommes qui se sont trompés, c'est bien souvent le climat qui a changé le point de vue, et chercher à les mettre d'accord c'est vouloir ne tenir aucun compte de la physique d'un pays, ni des mœurs de ses habitants.

Si en effet une maladie subit des modifications sous l'influence de l'idiosyncrasie individuelle, et si, en la comparant sur quelques individus isolés, on est obligé de faire la part de chaque constitution, et de modifier son mode d'agir suivant les modifications symptomatiques, que sera-ce donc quand on observera deux épidémies de même nature, à deux époques différentes, dans deux contrées distinctes?

Ce sera le même fléau incontestablement. Mais la conformation du lieu, la constitution du terrain, les habitudes, l'alimentation, l'hygiène, les conditions sociales des deux peuples n'étant plus les mêmes, ce ne sera plus la relation d'une seule et même épidémie qu'il faudra, ce seront deux histoires complétement différentes quant aux symptômes, quant à la marche, quant à la terminaison, quand aux moyens à employer.

Qu'on ne s'étonne donc pas de l'importance que j'accorde, dans l'histoire de l'épidémie que je vais raconter, à la climatologie et à la constitution médicale du pays dans lequel elle s'est produite.

Que si je me trouve en désaccord avec quelques observateurs et narrateurs d'épidémies du même genre, et repousse certaines opinions généralement et peut-être trop légèrement acceptées, ce serait un tort de me taxer d'exagération. J'ai scrupuleusement observé et fidèlement raconté, et si je ne suis pas d'accord avec tous, je n'en puis donner d'autres raisons que d'écrire à l'exemple de Baglivi : « *Scribo hœc in aere Exoldunense.* » J'écris cela sous le ciel d'Issoudun.

Issoudun, ancienne capitale du bas Berri, est situé au milieu d'une vaste plaine. Plusieurs fois détruite et toujours réédifiée, elle dut à cette malheureuse destinée de changer complétement son assiette, et de présenter ce spectacle étrange et rare d'une ville arrosée par une rivière dont les bords sont aujourd'hui entièrement dégarnis d'habitations. La Théols, petite rivière qui l'arrose, prend naissance à quelques lieues, coule du nord au midi, et, au moment d'entrer dans la ville, fait brusquement un coude du côté de l'ouest pour reprendre ensuite sa première direction. C'est dans cette anse que se trouve située la ville qui côtoie la rive droite de la rivière. Tous les autres cours d'eau sont des dérivés du principal et suivent la même direction. Le côté opposé de la rivière est occupé par des jardins, des marécages et des prairies souvent inondées. Les forêts qui existaient jadis du côté de l'occident sont détruites, et c'est à peine s'il en reste quelques traces. Circonstance importante à noter, puisque les vents qui règnent pendant les trois quarts de l'année sont ceux du sud et du sud-ouest, que rien de ce côté n'abritant la ville, elle reçoit toutes les émanations marécageuses, de sorte que pas un atome de miasme n'est perdu pour elle.

Pendant l'automne et l'hiver, des brouillards s'élèvent au-dessus des prairies et se répandent sur la ville. Même pendant l'été, à l'approche du crépuscule, on sent dans ces régions un froid humide qui vous saisit et vous pénètre.

Les pluies de l'hiver et du printemps donnent lieu tous les ans au débordement des cours d'eau qui parcourent la ville ; dans ces saisons, les prairies sont baignées par l'eau qui, en se retirant, donne lieu aux émanations paludéennes. Même phénomène se produit pendant les pluies automnales, de sorte que toute l'année, le miasme paludéen fait sentir ses effets.

Deux causes donnent lieu à ces débordements. Le sol plat et sans accidents de terrain sur lequel l'eau ne saurait séjourner, n'étant pas arrêtée comme autrefois par les forêts. D'un autre côté, les travaux exécutés depuis plusieurs années dans les forêts de l'État ; on y a en effet pratiqué en tous sens des fossés qui appellent l'eau des diverses parties de la forêt, et vont se déverser dans les rivières et leur apporter le contingent de toutes les eaux que la terre absorbait autrefois sur une large étendue.

Voisinage de prairies souvent inondées, vents fréquents

apportant sur la ville les émanations malsaines, c'est donc dans sa position géographique que résident les principales causes d'insalubrité.

A celles-là doivent s'ajouter celles qui tiennent aux habitudes de la population et à l'oubli des préceptes hygiéniques les plus élémentaires.

Les habitations (je parle, bien entendu, de celles des classes qui payent le plus large tribut aux maladies et sur lesquelles dès le début les épidémies font invasion), les habitations, dis-je, sont ordinairement basses et humides, fréquemment situées au-dessous ou à fleur du sol, privées d'air et de lumière qu'elles ne reçoivent que par une fenêtre de petite dimension et par une porte à deux battants superposés, dont le supérieur reste presque toujours ouvert pour laisser arriver assez de jour au dedans. Le sol, souvent mal carrelé, laisse dans de larges joints séjourner l'eau employée pour les usages domestiques, et devient une autre cause d'insalubrité.

- Ajoutons à cela que l'habitation ne se compose ordinairement que de deux pièces : l'une occupée par la famille entière, servant à tous les usages domestiques, presque toujours encombrée de meubles et surtout de lits (1). Les animaux domestiques habitent ordinairement l'autre pièce de l'habitation, communiquant le plus souvent avec la chambre, de telle sorte que l'odeur de leurs déjections vient ajouter encore à l'insalubrité de l'air.

Les soins hygiéniques les plus simples sont inconnus ; les bains pour les enfants et même pour les adultes sont une chose inusitée, odieuse même, les ablutions rares.

Aussi, chez les enfants, les affections cutanées sont-elles une maladie des plus communes à laquelle il en est peu qui ne payent leur tribut.

---

(1) Ceux-ci sont toujours au nombre de deux au moins ; dans les campagnes, on en compte jusqu'à quatre dans la même pièce, chacun d'eux étant occupé par deux personnes au moins et quelquefois davantage. On comprend avec quelle facilité l'air se corrompt quand quatre ou cinq personnes, et quelquefois plus, respirent une quantité d'air suffisant à peine pour une seule.

A ce sujet, qu'il me soit permis de noter l'habitude enracinée dans le vulgaire de respecter sur la tête des enfants cette crasse brunâtre connue ici sous le nom caractéristique de *heaume,* et d'appeler, de provoquer même l'apparition des poux comme un dérivatif destiné à mettre l'enfant à l'abri de maladies plus graves. Si malgré tout, les poux ne se produisent pas, ou que quelque impétigo du cuir chevelu cesse quelque peu de suppurer, vite on a recours au vésicatoire. Les préceptes des humoristes ont fructifié dans notre pays : on n'y parle que d'humeurs, et je ne sache pas qu'il y ait un seul enfant de la génération actuelle qui n'ait joui du privilége de porter un vésicatoire depuis l'âge de quelques mois jusqu'à 6, 8 ans, et même plus tard.

La population est presque entièrement agricole et plus spécialement vinicole. Les hommes, occupés tous les jours hors de la maison à travailler la terre, échappent davantage aux influences malsaines de l'habitation. Chaque habitant possède son morceau de vigne. On récolte du vin en abondance, et cependant l'ivrognerie est un vice rare. Le fond principal du caractère du vigneron issoldunois est l'amour de la terre, la manie de posséder. Il est économe jusqu'à la parcimonie, sobre jusqu'à la privation. La viande paraît rarement sur sa table, c'est un mets de luxe réservé pour les dimanches et les jours de fête. Le vin même, récolté par le vigneron, est mis en réserve et vendu. Il ne boit pour son usage ordinaire qu'une espèce de piquette obtenue avec de l'eau versée sur le marc du raisin.

Rien dans sa nourriture qui soit propre à le sustenter, à l'aider à soutenir le rude travail auquel sa condition le condamne. Aussi se trouve-t-il désarmé quand la maladie vient l'atteindre. Sa constitution, qu'une bonne alimentation n'a pas soutenue, tombe à la première atteinte, et quelques jours à peine d'une maladie aussi simple qu'une fièvre intermittente, par exemple, suffit pour anéantir les forces de l'homme en apparence le plus robuste.

S'il en est ainsi dans les années où la récolte est abondante et pendant lesquelles le vigneron se permet de faire une brèche au vin de sa récolte, que sera-ce dans les années de disette alors que la récolte toute entière ne suffit pas à se procurer le pain pour la famille? Aussi signalerons-nous les années de disette qui ont précédé celle de l'invasion de la diphthérite comme ayant tout disposé pour la recevoir et en favoriser le développement.

Après ces observations sur la topographie, après avoir signalé d'une part une exposition défavorable, de l'autre l'absence des soins hygiéniques les plus simples, une alimentation grossière, des habitations malsaines, on doit s'attendre aux maladies qui sévissent le plus communément.

Je noterai en première ligne les manifestations scrofuleuses de toute sorte. Dire que les scrofules sont une maladie fréquente ici, c'est rester au-dessous de la vérité; elles sont la règle et non l'exception, et c'est à peine si un dixième de la population échappe à ses atteintes. L'hérédité d'une part, qui est la cause la plus fréquente de cette maladie, et les mauvaises conditions hygiéniques de l'autre, telles sont les deux sources de cette affection. Il ne conviendrait pas ici de la regarder comme une transformation, à travers les races, de l'infection syphilitique, les affections de ce genre étant, jusqu'à présent, chose rare dans notre pays.

Viennent ensuite les affections cutanées, et principalement celles qui attaquent le cuir chevelu et qui reconnaissent pour cause principale la malpropreté dans laquelle on laisse cette partie du corps. Aussi la teigne, l'eczéma, l'impétigo, sont-ils des affections très-communes chez les enfants.

Ces deux groupes de maladies que je viens de signaler reconnaissent plus spécialement pour cause les dispositions hâtives et le manque de soins hygiéniques. Dans celles qui suivent, on reconnaîtra plus spécialement l'influence du climat.

Et d'abord je signalerai les fièvres intermittentes qui sont endémiques dans le pays et frappent indistinctement le vieillard, l'adulte et l'enfant. Rebelles très-souvent aux traitements antipériodiques et récidivant jusqu'à devenir presque continues chez les individus restant dans les conditions qui leur ont donné naissance, c'est à l'époque de la puberté qu'elles se montrent réfractaires aux moyens les plus rationnels et ne cèdent le plus souvent qu'au changement du séjour ou aux progrès de l'âge.

Aussi l'anémie, suite de la cachexie paludéenne, est-elle fort commune ici, et est-il pénible de voir la manie des saignées généralisée au point d'être, aux yeux des paysans, comme une panacée à laquelle ils ont recours, malgré tous les conseils et pour la plus légère indisposition.

Après les fièvres paludéennes, les affections que l'on voit régner le plus communément, ce sont celles qui se développent sous l'influence de l'humidité, des mauvaises habitations, des brusques alternatives de température. Ce sont les pneumonies, les pleurésies, les rhumatismes articulaires, les névralgies et principalement la névralgie sciatique, toutes affections qu'un climat marécageux est propre à faire naître et à développer.

Enfin, pour ne rien omettre de ce qui peut faire apprécier toute l'importance qu'acquiert dans ce pays l'influence marécageuse et pour en suivre la trace dans les moindres manifestations, je dois signaler une affection très-commune, connue sous le nom d'*éberluches*, qui n'est autre chose que la nyctalopie et qui reconnaît pour cause principale l'anémie qui résulte de l'exposition permanente aux émanations marécageuses.

Une dernière affection mérite d'être notée. Quoiqu'au premier abord elle semble n'avoir aucune relation avec la climatologie, je crois devoir la mettre au rang des infirmités auxquelles le régime, les habitudes, le séjour, sont loin d'être étrangers. Je veux parler des *hernies*. Rien de plus fréquent que cette affection, principalement chez les enfants à la mamelle, chez lesquels, quelques jours après la naissance, il n'est pas rare d'observer des hernies inguinales et ombilicales.

Deux causes donnent lieu à la hernie : une cause occasionnelle, comme un effort, un coup, une blessure, et une cause prédisposante fournie par l'état de la constitution. Nul ne doute que la première n'a qu'une médiocre importance, et que sans la seconde le nombre des hernies serait infiniment moins grand. Or les conditions dans lesquelles se trouvent la plus grande partie des habitants de notre pays sont celles qui permettent le développement de cette infirmité. Une constitution délabrée par les privations et par les cachexies palu-

déennes, une prédominance marquée du système lymphatique,
amènent infailliblement le ramollissement des tissus, leur
perte d'élasticité, et leur laissent si peu de résistance que les
moindres efforts en peuvent triompher.

L'homme, dit-on, prend une teinte du sol sur lequel il vit,
il s'identifie en quelque sorte avec lui. Il en est de même des
maladies; mieux que l'homme encore, elles attestent l'influence du climat, et si l'on veut juger sa valeur, on y arrivera bien mieux en étudiant la nature des affections qui s'y
développent.

Nous vivons ici au milieu des miasmes paludéens; chaque
homme, chaque animal, chaque brin d'herbe en est impré-
gné : chaque maladie doit aussi se ressentir du milieu dans
lequel elle naît. Pas une affection dans laquelle on ne voie
quelque fétu de l'infection miasmatique. Avez-vous une pneumonie : une fièvre intermittente, qui durera quelques jours,
en sera le début, avant que la maladie se dessine nette-
ment. Mieux encore, une simple chute vous surprend au milieu de la santé, une simple contusion avec légère ecchymose
vous force à garder le repos; dès le lendemain se révéleront
quelques troubles digestifs avec fièvre d'accès. Souvent vous
êtes consulté pour quelques symptômes mal caractérisés et
dont l'ensemble ne constitue aucune maladie à laquelle vous
puissiez donner un nom; si vous êtes embarrassé pour le traitement à donner, rejetez-vous sur le quinquina. Il apportera
la guérison et vous dira le nom que vous cherchez : *naturam
morborum ostendunt curationes*. Il n'est pas ici de franche
convalescence. Chaque maladie, même la plus bénigne, laisse
après elle quelques accès intermittents dont vous ne triom-
phez qu'à grand renfort de quinquina et qui disparaît bien
vite loin du pays, quand l'absence est possible.

Que si certaines conditions atmosphériques, comme celles
que nous relaterons plus loin, viennent donner à ces influences miasmatiques tout leur développement et porter à
son maximum de puissance l'intoxication paludéenne, il nous
faut assister à d'étranges phénomènes donnant aux maladies
les plus simples un caractère de malignité que ne permet plus
de méconnaître la présence d'un poison qui porte le trouble

dans l'économie humaine, et, frappant le principe même de la vie, déroute toutes les prévisions, rend impuissants les moyens de les combattre.

Au moment où j'écris ces lignes (1), je suis témoin de faits qui donnent une triste authenticité à mes paroles. A peine sortis de l'affreuse épidémie d'angine couenneuse, nous voilà retombés dans une épidémie de rougeole, qui, sans avoir la gravité de la première, lui emprunte par quelque côté une fâcheuse ressemblance, et puise à la même source la gravité étrange qui signale certains cas. Aujourd'hui, comme alors, c'est à une intoxication qu'il faut rapporter les faits anormaux qui se sont produits, et dont celui qui va suivre n'est pas l'exemple le moins remarquable, ni le moins concluant.

Un enfant âgé de 13 mois tombe malade le 18 mai 1859. Un peu de larmoiement des yeux, une toux légère, selles liquides, fièvre intense, abattement peu en proportion avec la légèreté des symptômes qui se présentent. Ces prodromes durent cinq jours, au bout desquels la rougeole paraît. Éruption peu confluente, peu de diarrhée, la toux est la même et s'accompagne à peine de légers râles muqueux (vomitif avec ipéca, sans effet), pas de traces de pneumonie, pas d'oppression ; mais l'abattement de l'enfant est très-grand, il reste immobile, ne demandant rien, n'exhalant aucun cri ni aucune plainte ; fièvre intense, peau sèche. Au bout de deux jours, l'éruption prend une teinte terne qui devient violacée. Les signes du côté de la poitrine sont les mêmes, l'enfant reste dans cet état. Puis la face devient pâle, grippée, l'éruption n'apparaît plus que sous forme de taches d'une couleur sombre. Sans autre apparence d'altération grave d'aucun organe important, l'enfant succombe sans que rien puisse expliquer cette terminaison fatale.

Deux jours après, le frère du précédent, âgé de 3 ans, enfant robuste, gai, turbulent, d'une santé florissante, est pris aussi des symptômes précurseurs de la rougeole qui durent trois jours. La rougeole apparaît le 2 juin ; l'éruption se fait

____

(1) Juin 1859.

bien, la peau est moite, la fièvre diminue sensiblement, ainsi que l'état saburral de la langue ; quelques râles muqueux, pas de dévoiement, selles presque normales. Le second jour je trouve l'enfant couvert d'une sueur abondante, l'abattement est très-grand, le pouls petit et fréquent, râles muqueux plus abondants. Je prescris un vomitif à l'ipéca, il reste sans effet. Le lendemain la rougeole a pris une teinte violacée ; l'abattement est extrême, la face pâle et décomposée, il refuse toutes les boissons qu'on lui offre. Rien qu'une légère bronchite dans la poitrine. La diarrhée est survenue avec abondance. L'enfant succombe au milieu de ce cortége de symptômes qui se sont succédé avec rapidité.

Ai-je besoin de parler du traitement que j'ai suivi dans les deux cas que je viens de citer ? Pas d'indications positives ; pas un organe malade ; toute l'économie ravagée, frappée à mort avant qu'il soit possible d'entraver la marche du mal. Quelques boissons délayantes, quelques potions vomitives à l'ipéca et le sirop de quinquina ont composé tout le traitement qui ne s'adressait qu'à quelques expressions symptomatiques, la nature étant seule capable, si elle en avait la force, de se débarrasser du poison qui menaçait la vie.

En face de pareils faits, il sera bien permis de se demander quelles sont les causes qui ont amené la mort de ces enfants. Rien d'anormal ni dans les prodromes ni dans l'éruption, aucune des complications thoraciques qui amènent le plus souvent la mort dans ces circonstances. Aucun symptôme local grave, tout dans l'état général. Cet abattement profond, cette impossibilité absolue de provoquer le vomissement (signe que nous retrouverons fréquemment dans l'épidémie d'angine couenneuse), cette couleur violacée de l'éruption, tous ces signes n'indiquent-ils pas suffisamment une altération grave de l'économie, et quand j'ajouterai que ces enfants habitent une des parties les plus malsaines de la ville, dans la partie la plus basse, près de la rivière, et des jardins fréquemment submergés qui l'avoisinent, que la rue dirigée de l'est à l'ouest est parcourue par les vents qui apportent les émanations marécageuses, et qu'elle est une de celles dans lesquelles les épidémies qui sévissent dans la ville exercent les plus grands ravages, n'aurai-je pas le droit de dire que les signes graves qui ont accompagné l'éruption de la rougeole chez ces deux enfants sont dus à une intoxication miasmatique, et qu'ils sont morts empoisonnés?

Et qu'on ne traduise pas ce mot par celui d'état typhoïde, car cette expression trop à la mode, à l'aide de laquelle on déguise aujourd'hui toutes les manifestations morbides graves, tous les symptômes inaccoutumés d'une maladie, ne fait rien que cacher l'ignorance des causes des phénomènes observés. Et d'ailleurs, selon moi, la plupart de ces soi-disant états typhoïdes ne sont autre chose que les manifestations d'intoxications miasmatiques. Celles-ci n'ont-elles donc pas mille manières de se déceler, soit qu'elles donnent directement naissance aux maladies toxiques, telles que choléra, fièvre typhoïde, soit qu'elles se bornent à compliquer des maladies ordinaires et à leur donner une allure surprenante et un résultat fatal (états typhoïdes, fièvres éruptives, malignes, angine couenneuse)? On les reconnaît à travers les formes variées derrière lesquelles elles se cachent, elles ne trompent pas un œil observateur. Aussi n'est-il pas rare, dans une localité soumise à quelques influences miasmatiques, d'observer des affections de toute espèce avec un caractère générique toujours le même.

Causes.

Chercher la cause d'une épidémie, c'est pour ainsi dire chercher celle de toutes les épidémies. Tout se tient dans la nature, et l'organisation humaine fut et sera toujours la même. Que les causes prochaines aient changé de nature, qu'au lieu d'accuser, comme autrefois, la famine et la misère, on accuse les inondations ou les marécages, la cause première (la même dans tous les cas) restera introuvable.

Nous ne demanderons donc pas à la science cette solution qu'on peut à peine entrevoir aujourd'hui. C'est aux causes visibles, palpables, pour ainsi dire, que nous nous adressons, sans aller chercher dans celles-ci le germe qu'elles ont porté dans leur sein, le génie malfaisant qu'elles recèlent, et qui, par ses seuls effets, signale sa présence.

La plupart des auteurs qui ont observé et décrit des épidémies d'angine couenneuse en ont cherché la cause principale
dans la climatologie et les variations atmosphériques, et dans
bien des cas les observations n'ont pas répondu à leur attente.
C'est ainsi que, dans les épidémies qui ont régné à Tours et
dans les environs, M. Trousseau a cherché en vain une explication satisfaisante dans la situation et les conditions de
salubrité de la ville. Cependant il faut avouer que, dans la
plupart des cas, c'est encore l'étude de ces conditions qui a
fourni les explications les plus plausibles.

Forestus, Huxham, Barbosa, etc., ont signalé l'humidité,
les brouillards, comme coïncidant avec le fléau. Cortisius, qui
observait l'épidémie de 1620, en Sicile, l'attribue à une température plus chaude, avec prédominance des vents du sud,
et à un automne et un hiver très-variables.

M. Ferrari décrivant l'épidémie de La Chapelle-Véronge,
en 1825, écrit : «Auprès de ce village, est une prairie assez
étendue, baignée par une petite rivière, et environnée
d'arbres, surtout de peupliers. Cette prairie est assez souvent inondée à la fin de l'automne. A cette époque, les feuilles
sont tombées, et comme l'eau y séjourne longtemps, elles
entrent en putréfaction.»

Même cause reconnue par M. Gendron dans l'épidémie
qu'il attribue aux débordements du Loir et aux émanations
qui s'exhalent des prairies quand la rivière est rentrée dans
son lit.

C'est à une cause du même genre, accompagnée de circonstances exceptionnelles, que j'attribue l'apparition de
l'épidémie de diphthérite qui a régné à Issoudun.

Personne n'a oublié les désastreuses inondations qui, dans
l'année 1856, ont ravagé la France. Si chez nous, comme
dans d'autres contrées où leurs traces ne sont pas encore
effacées, elles n'ont pas commis de ces désastres qui jettent
l'épouvante dans tous les cœurs : renversé des maisons, déra-
ciné des arbres, fouillé le sol de fond en comble ; pour être
moins apparents, et par suite moins dignes de compassion,
leurs effets n'ont pas été moins horribles. Si les inondations
n'ont pas ici, comme ailleurs, amené la ruine et la misère,

elles ont apporté la mort en laissant un miasme infect se ré-
pandre partout, et marquer son passage par des victimes
sans nombre. On s'appitoie vite pour les pays ravagés et
détruits par le fléau de l'inondation, la charité publique
s'émeut. Mais on oublie ceux moins maltraités sur-le-champ,
qui, pour n'éprouver que plus tard les atteintes du fléau,
n'en doivent pas moins ressentir les effets.

C'est le 2 juin 1856 que l'inondation a atteint son maximum. Toutes les prairies, toutes les parties de la ville avoi-
sinant les rivières, sont couvertes d'eau. Le temps, qui jusque-
là était sombre et brumeux, change aussitôt, le ciel devient
clair, et un soleil de juin darde ses rayons comme pour éclai-
rer le désastre. Le thermomètre, qui avait oscillé entre 15 et
20°, s'élève en deux jours à 25 et 30°. Sous l'influence de
cette température l'eau s'évapore avec rapidité, et trois jours
à peine après, les rivières s'étaient retirées, laissant à nu une
énorme surface, naguère encore entièrement inondée.

Qu'à la suite de pluies abondantes et souvent répétées,
comme on en voit pendant les saisons pluvieuses, les prairies
restent couvertes d'eau, c'est un phénomène qui se renouvelle
fréquemment. Cette eau, sous l'influence de la basse température qu'on observe à ces époques, reste longtemps sur le sol,
ne s'évapore qu'à la longue, et se répand d'ailleurs sur une
petite surface, et seulement à proximité des cours d'eaux
et le long de leurs rives. Les habitations riveraines éprou-
vent les premières l'influence de ce voisinage, et sont rava-
gées par les fièvres paludéennes. C'est le sort commun de
tous les habitants des pays marécageux, c'est pour eux l'état
normal.

Pour qu'une même cause amène des phénomènes aussi
étranges, une maladie d'une gravité aussi grande, il faut
assurément un ensemble de circonstances bien exceptionnelles. Je ne prétends pas expliquer complétement et d'une
manière bien satisfaisante pourquoi les inondations, quoique
très fréquentes ici, n'ont jamais, à aucune époque, amené
d'épidémies de diphthérite; mais je dirai que s'il faut chercher à cette invasion une raison quelconque, la seule qu'il
soit possible d'invoquer, c'est un concours de circonstances

qui ne s'est peut-être offert à aucune autre époque. Je veux parler de l'abondance de l'inondation, de la basse température précédente, et de la rapidité avec laquelle une chaleur tropicale, se faisant sentir tout à coup, dès le lendemain de l'inondation, a fait disparaître les vestiges des débordements.

Ce ne peut être impunément, on le conçoit sans peine, qu'une grande masse d'eau étendue sur une large surface s'évapore subitement. Les miasmes qu'elle a dissous se répandent partout. La terre humide et brusquement échauffée, verse dans l'atmosphère les matières délétères qu'elle recèle, et tout cela se trouve absorbé avec d'autant plus de facilité, que la température ambiante a provoqué la sueur et dilaté les pores de la peau.

Aussi voit-on les fièvres paludéennes donner le signal, et, coïncidant avec ces phénomènes, envahir le pays avec une intensité déplorable. La statistique suivante des cas de fièvres intermittente et typhoïde observés à l'Hôtel-Dieu, pendant l'année 1856, en regard de la même époque de l'année 1857, va nous montrer l'effet suivant de près la cause qui le produit.

| MOIS. | 1856. | | | | 1857. | | | |
| | HOMMES. | | FEMMES. | | HOMMES. | | FEMMES. | |
	Fièvre intermittente.	Fièvre typhoïde.	Fièvre intermittente.	Fièvre typhoïde.	Fièvre intermittente.	Fièvre typhoïde.	Fièvre intermittente.	Fièvre typhoïde.
Juillet. . . .	11	4 (3)	3	0	1	0	3	1 (1)
Août.	10	5 (3)	5	1	7	0	3	0
Septembre. .	17 (1)	4	4	0	7	0	4	0
Octobre. . .	20	2 (1)	6	0	8	1	0	0
Novembre. .	19	2	4	0	4	1	2	3
Décembre. .	4	1	3	0	2	1	0	0

Nota. Les chiffres placés entre parenthèses indiquent le nombre des décès. Le décès indiqué dans la colonne des fièvres intermittentes est dû à une rupture de la rate constatée à l'autopsie.

Ce tableau nous montre la fièvre intermittente suivant immédiatement le desséchement du sol inondé, et se montrant avec intensité à une époque où d'ordinaire elle n'apparaît que faiblement. Aussi le mois de juillet donne-t-il, pour la population de l'Hôtel-Dieu, 14 cas de fièvre intermittente en 1856, et 4 cas seulement en 1857 (1).

Et pour montrer que la diphthérite reconnaît la même cause que la fièvre, et que l'intoxication paludéenne exerce sur elle une influence manifeste, voici un tableau des décès observés depuis l'apparition du fléau, jusqu'au mois de mars 1858. De mémoire de médecin jamais une épidémie de ce genre n'a paru ; il n'y a peut-être même pas eu un seul cas de croup bien authentique dans le pays.

Le premier décès desigué sous le nom de *croup* sur le registre de l'état civil, date du 9 décembre 1855, et coïncide avec la présence d'une épidémie de rougeole (2). Jusqu'en juin 1856 je n'en retrouve que trois ; à partir de cette époque le nombre augmente sensiblement. Le tableau suivant va nous permettre de suivre la marche de la maladie.

---

(1) Ce chiffre 14 pourrait paraître très-modéré ; aussi doit-on constater ici que la fièvre intermittente étant endémique dans le pays, les malades n'entrent pas à l'hôpital pour s'en guérir.

(2) Je noterai ici que cette épidémie de rougeole est survenue à la suite d'un débordement de la rivière et d'une inondation partielle. Cette épidémie a eu aussi un caractère toxique très-manifeste, et a donné lieu à de nombreux décès.

DATES	De 1 mois à 1 an.	De 1 an à 3 ans.	De 3 ans à 6 ans.	De 6 ans à 10 ans.	Adultes.	TOTAL.	OBSERVATIONS.
1856 Juin	1	1	»	»	»	2	Ce tableau fait voir la fréquence relative de cette affection chez les enfants à la mamelle, où elle passait pour être très-rare. En janvier 1857, sur 19 décès, il y en avait 6 d'enfants de moins d'une année.
Juillet	»	1	1	»	»	2	
Août	1	2	3	1	»	7	
Septemb.	1	2	2	1	»	6	
Octobre	2	1	4	4	»	11	
Novemb.	4	3	7	»	1	15	
Décemb.	2	11	12	5	»	30	
1857 Janvier	6	1	9	3	»	19	On observera que l'époque de la recrudescence coïncide avec celle où les effluves paludéens font sentir leurs effets; recrudescence en octobre, se continuant jusqu'en mars, calme jusqu'au mois d'octobre suivant.
Février	2	5	2	»	1	10	
Mars	3	2	2	1	»	8	
Avril	»	»	1	3	»	4	
Mai	»	»	1	»	»	1	
Juin	»	1	»	»	1 *	2	
Juillet	»	»	1	»	»	1	
Août	»	»	»	»	»	»	
Septemb.	»	1	»	1	»	2	
Octobre	»	2	2	1	1	6	
Novemb.	»	1	5	3	»	9	
Décemb.	»	2	4	3	1	10	* Angine gangréneuse chez une femme de 61 ans.
1858 Janvier	»	2	2	2	1	7	
Février	1	»	2	2	»	5	
Mars	»	3	1	»	»	4	

L'intoxication paludéenne a mille manières de se manifester sans cesser d'être la même. Selon son intensité, l'époque où elle se produit, les circonstances de température, de saison, de milieu, elle donnera naissance soit à la fièvre intermittente simple ou avec diarrhée bilieuse, soit à la cholérine et aux dysentéries, et à un degré plus élevé, aux fièvres éruptives graves, au choléra, à la fièvre typhoïde, à l'angine couenneuse, etc. etc..... Manifestations diverses d'un agent de même nature qui échappent à l'explication, de même que dans la chimie organique une analyse fidèle fait voir une composition identique à des corps dont les caractères et les propriétés sont si différents.

Aussi n'est-il pas rare d'observer à la fois ici, pendant la saison où le miasme paludéen se fait sentir, la plupart de ces maladies. C'est ainsi que cette année (1859), où le printemps a été pluvieux, et où les jours de pluie ont alterné avec des jours de sécheresse, où par conséquent les miasmes dissous par l'eau se sont peu à peu répandus dans l'air, on a vu les fièvres intermittentes s'accompagner presque toutes de cholérine ou de dysentérie, et amener en quelques heures une prostration extrême des forces, quand même elles ne se compliquaient d'aucune de ces deux expressions symptomatiques. C'est pour cela que l'on a vu en si grand nombre ces fièvres dites *muqueuses* qui tiennent le milieu entre la fièvre intermittente simple et la fièvre typhoïde, ne différant de la première que par une plus longue durée et une notable altération de l'économie, et de la seconde, par l'absence de ces symptômes qui en font la gravité. C'est enfin pour cela que l'on observe de véritables cas de choléra, avec tout le cortége de symptômes qui l'accompagnent (crampes, vomissements, diarrhée aqueuse, extinction de voix, amaigrissement rapide, cyanose, etc. etc.), et qui, s'il n'ont pas toute la gravité du choléra indien ou épidémique, n'en sont pas moins une preuve manifeste, que dans certaines constitutions médicales on ne doit pas être étonné de voir naître toutes les maladies, même les plus graves, qui se lient à un empoisonnement général.

J'ai insisté longuement sur la principale cause de l'épidémie d'Issoudun. Je passe sous silence toutes celles qui jouent un rôle dans les épidémies de ce genre, telles que mauvaise hygiène, misère, mauvaise alimentation, constitution délabrée et ravagée par des maladies antérieures. Toutes ces causes, d'une influence réelle, expliquent sans doute la préférence de l'épidémie pour les sujets qui se trouvent dans ces conditions, mais non l'apparition du fléau.

Reste la contagion, qui, à elle seule, est la principale cause du développement et de l'extension de la maladie ; c'est elle qui décime des familles entières, qui porte ses ravages dans des bourgades qui eussent été épargnées, si l'ignorance et l'impéritie des habitants n'eussent, pour ainsi dire, ouvert les portes au fléau.

C'est encore une question controversée que celle de la contagion ; c'est que ses effets sont difficiles à saisir. Sans

prétendre, de ma seule autorité, trancher une pareille question, je dois rapporter ici le fait suivant qui a porté la conviction dans mon esprit, peu disposé d'avance à accepter les
faits de contagion directe :

Un enfant, âgé d'un an, est atteint d'un impétigo de toute
la région parotidieune, s'étendant jusque sur le cou et le
pariétal gauche. C'est au plus fort de l'épidémie de diphthérite, et chacun des habitants de la maison a payé un tribut à
la maladie. L'éruption est accompagnée d'un gonflement considérable de la région, gonflement s'étendant dans les parties
voisines, et ayant envahi les ganglions du cou; la suppuration est abondante et fétide. Dans l'espace d'une nuit, la
partie malade se recouvre, dans toute son étendue, d'une
couche légère et uniforme d'un blanc grisâtre, qu'il est facile
de reconnaître pour une fausse membrane, semblable à celles
que l'on observe dans l'angine couenneuse, et qui ont une
grande tendance à recouvrir toutes les places ou surfaces en
suppuration. L'enfant est maussade, agité; il refuse le sein;
on observe un peu de fièvre, pas de diarrhée. La gorge ex-
plorée ne présente pas de traces de fausses membranes, ni
d'inflammation; la voix claire et forte éloigne tout soupçon
du côté du larynx. Je prescris de laver la plaie avec une décoction de quinquina, et de temps en temps je passe dessus un
pinceau trempé dans une solution de nitrate d'argent. Cet état
persiste environ huit jours, au bout desquels le mal ne présente aucune espèce d'amélioration; le gonflement devient au
contraire plus considérable, et présente l'aspect d'une tumeur
de la grosseur du poing, située dans la région parotidienne.
Quel n'est pas mon étonnement, le lendemain, de n'apercevoir
pas trace de la tumeur énorme que j'avais vue la veille; elle
s'est résorbée pendant la nuit. La plaie impétigineuse ne sup-
pure plus, elle est sèche, et la fausse membrane, comme
aplatie, dessine les saillies et les anfractuosités de la plaie.
L'enfant a le facies amaigri, grippé, d'une pâleur mortelle.
Il y a prostration complète, refus de sein, vomissements incessants, diarrhée fétide. Pas de doute possible, c'est une
résorption putride, et l'enfant succombe dans la journée.
Dans les dernières heures de sa vie, dans une crise nerveuse,

il serra entre les dents la mamelle que lui présentait une nourrice. Cette morsure légère et peu profonde fut le point de départ d'une gerçure et d'une petite ulcération qui alla en augmentant, et menaça pendant quelques jours de circonscrire toute la base du mamelon, et d'en amener la chute. L'ulcération se recouvrit d'une fausse membrane grisâtre qui ne céda pas aux caustiques, et ne disparut, ainsi que la plaie, que par la cessation de l'allaitement. Le propre enfant de la nourrice, enfant robuste et bien portant, continua à prendre pendant les premiers jours, et lors de la présence de la fausse membrane, le sein de sa mère, malgré les souffrances de la succion, et, à quelques jours de là, fut pris d'une angine couenneuse d'abord légère, et bornée à une amygdale, et qui finit par amener la mort. La mère continua à se bien porter, et l'ulcération du sein fut guérie sans autre accident.

Voilà assurément un fait avéré de contagion et qui mérite considération. C'est d'abord une fausse membrane qui, sous l'influence du génie épidémique, du miasme répandu dans l'air ambiant, se développe sur une plaie du sein chez une femme qui ne cesse, malgré ce mal local, de conserver une bonne santé. Le mal ne règne pas dans la maison, dont les habitants sont bien portants, et aucun n'a encore subi l'influence de l'épidémie. Le nourrisson lui-même est fort, et cependant, en continuant de téter sa mère, le contact de sa bouche avec une plaie infectée lui fait contracter une amygdalite avec fausse membrane, qui se traduit d'abord par les symptômes les plus légers (enchifrènement, gêne pour téter), et finalement amène la mort.

Où cet enfant aurait-il contracté cette maladie? Je sais bien que l'on peut dire qu'elle s'est, chez lui comme chez tant d'autres qui ne se sont pas trouvés dans de semblables circonstances, développée spontanément. Mais que l'on considère que l'enfant était bien portant, qu'il n'a été malade qu'après avoir, pendant deux ou trois jours au moins, sucé un sein atteint d'une plaie infectée de fausses membranes, que le mal a été tout local d'abord, que c'est la propagation au larynx qui a amené la mort, sans l'ensemble de ces symptômes qui signalent une intoxication grave, et l'on se convaincra que jamais exemple de contagion ne fut plus concluant.

Laissant de côté la contagion directe, qui expliquerait bien facilement la rapide propagation du fléau, mais que l'on peut toujours contester, et sur laquelle il n'y aura jamais accord complet, il est une autre espèce de contagion dont personne n'a jamais nié l'influence, et dont les effets sont peut-être aussi désastreux : c'est la contagion qui a pour véhicule l'air respiré par les malades, dans lequel ils vivent, et qu'ils ont infecté par les exhalaisons de leur haleine et des autres parties du corps. A elle seule ne suffirait-elle pas à expliquer les ravages que les épidémies exercent dans certaines contrées ?

C'est au praticien des campagnes qu'il appartient d'apprécier toute l'influence de cette contagion indirecte. Comment n'en serait-il pas frappé, quand il verra dans les campagnes toutes les causes d'insalubrité jointes à l'incurie la plus complète, des habitations mal aérées, basses de plafond, humides, et recevant du dehors des émanations malsaines (1)? La même chambre abrite toute la famille pendant la nuit; malades ou non, les enfants couchent plusieurs dans le même lit : aussi le plus souvent les voit-on tous malades à la fois. Il m'est arrivé, dans le cours de l'épidémie de diphthérite, de trouver dans un même lit trois enfants atteints de la maladie, dont un succombait au moment où j'entrais ; le deuxième moribond mourut dans la soirée ; le troisième, gravement malade, survécut encore quelques jours (2). « Il importe peu de les séparer, disent les parents, puisqu'ils ont le même mal. » Il en résulte que, légère chez celui-ci, intense chez celui-là, la maladie s'est bientôt mise à l'unisson et emporte l'un et l'autre. Si dans la ville on voit les adultes généralement respectés par la diphthérite et en triompher rapidement quand ils sont atteints, il n'en est plus de même dans les campagnes : hommes, fem-

____

(1) Le plus souvent, dans les campagnes, le fumier est répandu dans les cours, jusque sur le seuil de la maison.

(2) Dans un même domaine assez important, tous les habitants ont été atteints de la diphthérite ; 7 personnes, 2 adultes et 5 enfants, ont succombé en quelques mois.

mes, enfants, le mal frappe indistinctement tout le monde. Les vieillards seuls résistent. Triste privilége de cet âge d'assister, le plus souvent avec indifférence, à la perte des siens !

Certes il ne viendra à l'esprit de personne de contester la pernicieuse influenee de l'encombrement des malades. Si cette influence s'est fait souvent sentir dans les hôpitaux d'enfants, où l'on observe une mortalité plus grande qu'ailleurs, malgré les conditions hygiéniques les mieux entendues, comment ne serait-elle pas appréciée dans les conditions d'ignorance et d'incurie où vivent nos habitants de campagne, et comment n'augmenterait-elle pas le nombre des victimes?

Symptomatologie.

Il scrait superflu d'entreprendre ici la description minutieuse de tous les symptômes qui se manifestent dans la diphthérite ; ce travail a été fait déjà bien des fois, et je n'aurais rien à ajouter à l'exactitude des descriptions.

Mais il est incontestable de dire que les épidémies empruntent aux conditions dans lesquelles elles se développent et aux contrées où elles prennent naissance des particularités qui lui impriment un cachet spécial. Aussi quelques auteurs ont-ils cru quelquefois devoir faire deux maladies différentes d'une seule et même affection, variable dans ses effets, et cependant la même dans son essence.

S'il en est ainsi, chaque observateur d'une épidémie devra signaler certains phénomènes qui n'auront pas été vus ailleurs ou qui ne se seront pas présentés de la même manière, en même temps qu'il appréciera la physionomie générale et le mode d'action du fléau.

C'est à l'examen de ces deux ordres de phénomènes que je prétends borner l'étude de la symptomatologie.

Et d'abord, avant d'aborder l'examen des symptômes les plus saillants, je crois utile de les envisager en général et de décrire à part deux états bien caractérisés sous lesquels s'est constamment présentée l'épidémie diphthéritique, sans qu'il soit possible de trouver dans la constitution individuelle, les

conditions particulières, une cause satisfaisante qui explique
la présence de l'un ou de l'autre de ces deux états.

Ces deux physionomies de la maladie, je les désignerai
sous les noms de *diphthérite sèche* et de *diphthérite humide*,
dénominations empruntées aux deux formes de la gangrène,
avec laquelle elles ont comme un certain air de famille.

Caractères de la diphthérite sèche. État caractérisé par des
fausses membranes fibreuses, sèches et très-adhérentes. Pas
d'engorgement des amygdales, ni de la luette, ni d'aucune
partie de la gorge; pas de rougeur, aucune trace d'iuflam-
mation. Pâleur de la muqueuse, qui se fond insensiblement
avec l'état fibreux et nacré des fausses membranes. Les tissus
occupés par l'exsudation semblent resserrés sur eux-mêmes
et comme emprisonnés dans une enveloppe qui en empêcherait
le développement. Langue sèche, petite, couverte d'un enduit grisâtre adhérent et semblant faire corps avec l'organe.
Gêne de la déglutition à cause de la présence des fausses membranes, qui ne sauraient se prêter aux mouvements de cet
acte, qui s'opère néanmoins sans douleur. Pas de salivation,
quelquefois un crachement sec et fréquent. Il y a quelquefois
des fausses membranes, mais pas de mucosités dans les narines; la muqueuse est sèche et les ailes du nez semblent res-
serrées. Jamais d'hémorrhagie nasale ni buccale; jamais d'ex-
coriation de la lèvre supérieure, puisqu'il n'y a pas de suintement de narines et, par suite, pas de fausses membranes
dans cette région. Le facies a un aspect grippé, amaigri et
souffrant. Peu ou pas de gonflement des ganglions sous-
maxillaires.

Forme très-grave de la diphthérite, non tant à cause du
degré d'intoxication qu'elle suppose, ni de l'état général (la
mort survenant avant que celui-ci ait atteint une telle gravité), mais en raison de la tendance invincible des fausses
membranes à gagner les voies aériennes. Le croup est invariablement la conséquence de la diphthérite sèche; la mort en
est la terminaison la plus fréquente et arrive presque toujours
par asphyxie.

Terminaison plus rapide que dans la forme humide et plus

sûrement mortelle, mais trouvant au moins dans la trachéotomie une minime chance de salut, cette opération ne trouvant jamais son application possible dans la diphthérite
humide.

Caractères de la diphthérite humide. Cet état de la diphthérite est plus complexe que le précédent ; on peut le subdi-
viser en trois degrés. Le mal peut, en suivant sa marche progressive, parcourir successivement les trois degrés ou s'arrêter à l'un ou à l'autre des deux premiers.

1er DEGRÉ. Il constitue l'angine couenneuse commune, celle
que M. Gubler a récemment dénommée *herpès guttural*, se
fondant sur la coïncidence et l'analogie de l'exsudation aux
lèvres et à la gorge ; et cependant je dois dire que, le plus
souvent, l'herpès labial n'existe pas et qu'on ne l'observe qu'à
une période bien plus avancée de la maladie, comme on le
voit dans les observations 1, 3, 6, 8, où son apparition coïncide avec un état général plus grave. Ce premier degré est
celui qu'on observe dans les angines sporadiques, où il constitue une affection purement locale de la gorge. En temps
d'épidémie, quoique ses signes soient les mêmes, il n'en est
pas moins une manifestation d'une infection générale qui par-
courra ses périodes, si rien n'arrête ses progrès. Dans l'un ou
l'autre cas, il présente les caractères suivants : rougeur et
engorgement plus ou moins grands de la luette et des amygdales. Les fausses membranes restent le plus souvent bornées
aux piliers du voile du palais et aux amygdales, qu'elles enveloppent ; quelquefois elles embrassent la luette ; elles ne
vont jamais au delà sans s'accompagner des symptômes du
deuxième degré. Langue saburrale, couverte d'un enduit
blanc et comme crayeux, peu adhérent. Fièvre souvent d'une
intensité telle qu'elle comporterait une altération plus grave
de l'économie ; quelquefois des vomissements bilieux et de la
diarrhée ; pas de tuméfaction des ganglions sous-maxillaires,
ces symptômes ne se présentant que par exception au début de
l'angine couenneuse.

C'est là la seule forme de l'angine couenneuse que son ap-

parence pouvait faire considérer comme de nature inflammatoire, et qu'on serait tenté de combattre par un traitement
antiphlogistique. Cependant, malgré cette apparence phlegmoneuse, les émissions sanguines ont rarement produit un
bon effet et n'ont pas amené l'amélioration qu'on eût été en
droit d'en attendre, et qui se produit infailliblement quand la
maladie n'est pas à l'état épidémique.

Ce premier degré est le plus souvent bénin. En temps d'épidémie il est peu de personnes qui la traversent, sans payer ce
léger tribut au fléau. Dans cet état, le mal cède chez les
adultes aux soins hygiéniques les plus simples, et bien souvent chez les villageois qui ne prennent aucun soin de leur
santé, et ne cherchent jamais à prévenir une aggravation, il
se guérit sans aucun traitement. Aussi, chez eux, n'ob-
serve-t-on que par hasard ce degré de la maladie, et n'est-
on appelé à les soigner que quand l'angine couenneuse est
arrivée à son deuxième degré. Chez les enfants, même à cette
période, l'angine couenneuse mérite la plus sérieuse attention ; chez eux, cette maladie ne se présente jamais impunément, et si un traitement énergique n'est employé promptement, elle aura bientôt acquis une gravité inquiétante. Dans
l'enfance, c'est une très-rare exception quand le diphthérite
abandonnée à elle-même revient sur ses pas ; dans l'immense
majorité des cas, elle suit invariablement une marche progressive et ne s'arrête que devant la mort.

2ᵉ Degré. Il constitue réellement l'angine couenneuse épidémique. Il peut ou se présenter d'emblée ou faire suite au
degré précédent. En temps d'épidémie, c'est le dernier cas qui
se présente le plus souvent. Ce n'est pas toutefois la plus
grande quantité de fausses membranes qui fera la différence ;
il se peut qu'il n'y en ait pas plus au début d'une diphthérite
du deuxième degré ; mais il y aura un ensemble de symptômes
généraux qui caractériseront un degré d'intoxication plus
avancé ou une affection qu'on n'observe jamais au premier
degré. Par exemple, une fièvre éruptive quelconque caracté-
risera toujours une angine du deuxième degré, quel que soit
l'état de l'exsudation pseudo-membraneuse, l'éruption ne se

présentant jamais pour la diphthérite légère. Quant à la rapidité avec laquelle la maladie passe du premier au deuxième degré, elle varie de plusieurs jours à quelques heures. L'observation 8 est un exemple frappant d'une rapidité foudroyante. Le malade allait mieux ; tous les symptômes avaient disparu le soir, et le lendemain matin l'état était des plus graves. C'est un de ces cas comme on en rencontre toujours dans les épidémies de toute espèce où l'on observe chez tous les malades d'une localité où règne le fléau, le même jour, et presque à la même heure, une exacerbation subite de tous les symptômes et même des morts simultanées, sans qu'il soit possible de trouver ailleurs que dans des perturbations atmosphériques inappréciables une cause satisfaisante.

Comme phénomènes caractérisant principalement ce degré de la maladie, je signalerai les suivants : éruption de rougeole, de scarlative, de suette, etc. etc. (observations 1, 2, 6), exsudation de fausses membranes dans la gorge, le nez, sur les plaies de toute nature, quelquefois extension aux voies aériennes, cyanose et asphyxie (observation 7), excoriations de la lèvre supérieure, herpès labial, écoulement muqueux des narines, tellement abondant qu'il semble que les fausses membranes se liquéfient à mesure qu'elles se produisent ; engorgement des ganglions du cou et des parotides. Suintement sanguinolent du nez et de la bouche, tolérance des vomitifs ; somnolence, agitation, douleur épigastrique, prostration des forces, délire, état général grave.

3ᵉ DEGRÉ. Dernier degré de la maladie, faisant toujours suite au précédent et presque infailliblement mortel. Parmi les nombreux malades que j'ai soignés, ceux qui font le sujet des observations 1 et 3 sont les seuls que j'ai vus survivre à cette période de la maladie. Dans ce degré, il y a exacerbation de tous les symptômes qui constituent le précédent, avec tous les signes qui révèlent une intoxication générale. Extension infaillible aux voies aériennes ; fonte putride des fausses membranes et fétidité extrême de l'haleine (observations 3 et 4) ; délire continuel ; altération des traits : tel est l'ensemble des phénomènes que l'on observe dans cette période de la diphthérite, phénomènes qui tous révèlent une profonde altération de l'économie et font pressentir une mort prochaine.

Sans attacher aucune importance aux dénominations nouvelles que j'ai adoptées, j'ai cru utile d'établir une distinction entre ces deux physionomies de la diphthérite, non-seulement pour aider le praticien à porter un pronostic plus certain, et lui donner la mesure de ce qu'il doit craindre ou espérer pour l'avenir, mais surtout afin qu'il sache bien dès l'abord à quelle médication il devra recourir et sur quelles ressources il doit compter. C'est ainsi qu'il saura que quand une angine couenneuse se présentera avec l'ensemble des symptómes qui caractérisent ce que j'ai appelé la forme humide, il devra ne pas compter le trachéotomie au nombre de ses ressources, quel que soit d'ailleurs le degré du mal. C'est aux toniques en général qu'il devra avoir recours, sans oublier la médication qui s'adresse aux phénomènes locaux.

Je reviendrai sur ce sujet plus longuement à l'article *Traitement* ; je n'ai voulu pour le moment que montrer que ces divisions ne sont pas purement arbitraires, et qu'elles trouvent leur application dans la pratique.

Ceci posé, étudions chacun des symptômes les plus saillants et les particularités qu'ils ont offertes dans le cours de cette épidémie.

1° *Fausses membranes*. Elles se présentent en général sous des aspects très-variables pendant le cours d'une épidémie, mais qu'on peut ranger sous deux types principaux : les fausses membranes *sèches et fibreuses* et les fausses membranes *molles*. Les premières appartiennent exclusivement à la forme sèche de la diphthérite, et pendant tout le cours d'une maladie ne perdent jamais leur caractère ; elles sont minces, élastiques, très-résistantes, de couleur blanc sale et quelquefois un peu rougeâtre, adhérant si intimement à la muqueuse qu'elles semblent faire corps avec elle. Le plus souvent, elles ne forment sur chaque amygdale qu'une seule plaque, se répendant sur les piliers du voile du palais et souvent enveloppant la luette ; on ne les voit pas former des points plus ou

moins rapprochés. Plongées dans une solution saturée de chlorate de potasse ou de bicarbonate de soude, elles ne commencent à se diviser qu'au bout de quinze jours ; lorsqu'on
passe dessus une solution concentrée de nitrate d'argent, on
n'attaque qu'une très-légère surface et on ne parvient pas à
détacher la fausse membrane ; quoiqu'elle soit très-mince, il
semble qu'on n'en ait détaché qu'un feuillet.

Les fausses membranes molles, contrairement aux précédentes, sont très-variables dans leurs formes et se présentent
sous bien des aspects. Ce sont tantôt des petits points d'un
blanc mât et de la grosseur d'un grain de millet, qui sont
comme jetés sur la muqueuse sans paraître y adhérer ; peu à
peu ces points se réunissent et forment de petites plaques de
forme et de dimension variables ; tantôt ce sont des stries de
même couleur, couvrant chaque amygdale d'un réseau à larges
mailles, suivant les interstices des lacunes de l'amygdale, à
travers lesquelles saillit la muqueuse boursouflée. Dans cet
état, on voit souvent une strie pseudo-membraneuse sur la
face antérieure du voile du palais qui paraît divisé longitudi-
nalement en deux parties. Il n'est pas rare d'observer une
autre forme qu'affecte la fausse membrane et qui simule assez
bien une ulcération de l'amygdale. L'observation 2 en est
une exemple. La fausse membrane arrondie occupe le milieu
de l'amygdale, celle-ci est hypertrophiée dans toute son étendue, sauf la partie sur laquelle siége la fausse membrane qui
paraît située dans une cavité ; de sorte qu'elle semble avoir
ulcéré et détruit toute l'épaisseur de la tonsille ; on retrouve
souvent cette forme dans l'angine compliquée de scarlatine ;
ces divers états des pseudo-membranes sont ceux du début de
l'angine couenneuse. A mesure que la maladie fait des progrès, elles augmentent d'étendue en même temps que leur
aspect se modifie entièrement. Elles se présentent presque
invariablement sous deux états, *lamelleux* et *lardacé*, qu'on
peut retrouver ensemble sur le même sujet. Dans le premier
cas, les fausses membranes ressemblent à des lamelles de dimension variable, quelquefois n'en formant, pour ainsi dire,
qu'une seule, et qu'on croirait pouvoir enlever d'une seule
pièce si elle ne se déchirait, mais le plus souvent très-nom-

breuses et petites, mais toujours molles, friables, déchiquetées
sur les bords, se détachant à l'un de leurs bords et restant
flottantes dans la bouche. Sous ces fausses membranes, la muqueuse est ramollie et, malgré leur peu d'adhérence, saigne
quand on les détache ; c'est la forme qu'on trouve dans les
observations 1, 4, 8. La fausse membrane lardacée ne semble
être composée que de lamelles superposées et soudées ensemble, car on l'observe souvent avec l'état lamelleux ; dans
ce cas, elle prend une épaisseur de 3 et même 4 millimètres, surtout au milieu des amygdales ; elle est jaunâtre,
assez résistante, plus adhérente qu'à l'état lamelleux, mais
cependant se détachant, à l'aide de la pince, assez facilement
et par larges fragments ; dans cet état, les fausses membranes
envahissent et transforment toute l'épaisseur de la muqueuse,
de sorte qu'en les enlevant on met à nu les fibres musculaires.
Cette variété de la pseudo-membrane se reproduit avec la
plus grande facilité et acquiert en naissant presque toute son
épaisseur.

Les fausses membranes humides sont bien plus sensibles
aux alcalins que les membranes sèches. Quand on les plonge
dans une solution saturée, elles commencent à se dissocier
dès le second jour, et quelquefois à la fin du premier ; et
quel que soit leur état, elles tombent en deliquium le troisième
jour. Les applications locales auraient donc sur elles une
influence puissante, n'était leur tendance à se reproduire avec
la plus grande rapidité.

Coryza. Signe d'une grande importance chez les enfants à
la mamelle, car c'est le symptôme du début, le seul qui appelle l'attention des parents sur l'état de la gorge. Quand
dans le cours d'une épidémie de diphthérite, un enfant à la
mamelle est pris de coryza, qu'il lâche fréquemment le sein
pour respirer ou le prend avec répugnance, *infailliblement*
en explorant la gorge on doit la trouver rouge, et presque
toujours il existe une petite fausse membrane dans l'angle
formé par la luette et les piliers du voile du palais. Ce coryza
n'a aucun rapport avec le coryza pseudo-membraneux. Ce
dernier ne se développe qu'à une époque plus avancée du

mal. Dans les observations que j'ai recueillies, il ne s'est manifesté que cinq ou six jours après le début du mal ; son apparition est un signe d'aggravation. Il n'en est plus de même du coryza simple des enfants à la mamelle; celui-ci se développe ordinairement sous l'influence du froid humide, dont l'action portée en même temps sur la gorge a produit simultanément un coryza et une angine simple. Sous l'influence de l'état épidémique régnant, cette angine, restée simple en toute autre circonstance, devient couenneuse. C'est ainsi le plus souvent qu'ont lieu les phénomènes chez l'enfant à la mamelle. Aussi voit-on ce simple coryza catarrhal se guérir au bout de quelques jours, tandis que quelques jours plus tard, si le mal ne s'améliore pas, on verra survenir un nouveau coryza avec des fausses membranes. L'état catarrhal de la gorge lui-même disparaît en quelques jours, ce qui n'empêche pas les fausses membranes de se développer ; c'est le plus souvent quand l'état inflammatoire se dissipe que le développement de la fausse membrane se fait plus rapidement (observation 6).

Éruptions diverses. On rencontre dans l'angine couenneuse tous les exanthèmes des fièvres éruptives, mais la plupart du temps ils ont perdu leur aspect le plus caractéristique, de telle sorte qu'il est assez difficile de leur assigner leur véritable nom. Les éruptions de rougeole (obs. 10), de scarlatine (obs. 2), de suette miliaire (obs. 6), que j'ai constatées chez les malades qui font le sujet des observations recueillies, sont des types choisis parmi un grand nombre d'observations, qu'on rencontre rarement aussi bien caractérisés. Je n'ai qu'une seule fois rencontré la variole dans cette épidémie et dans des conditions générales dans lesquelles elle a plutôt joué le rôle de préservatif. Elle s'est présentée quatre jours après le début d'une angine couenneuse marchant rapidement, et à dater de ce jour, les signes graves ont disparu. L'observation 10 présente une anomalie remarquable et fréquente en temps d'épidémie où les éruptions n'ont pas leurs caractères tranchés et sont comme entravées et modifiées dans leur marche par la maladie régnante.

Ici tous les symptômes prodromiques, la forme et l'apparence de l'éruption, la desquamation, appartiennent à la rougeole ; les phénomènes consécutifs, albuminurie, éclampsie, anasarque, semblent appartenir à la scarlatine. Il serait néanmoins irrationnel de regarder l'éruption comme scarlatineuse, et tous les phénomènes observés peuvent parfaitement accompagner une éruption de rougeole compliquant une angine couenneuse. L'albuminurie est en effet un phénomène commun de la dernière période de la diphthérite et de la convalescence qui la suit. Elle a été souvent observée dans la chloro-anémie, qu'elle soit primitive ou consécutive ; ce n'est donc qu'à l'anémie qui suit l'intoxication diphthéritique qu'il faut attribuer l'albuminurie ; je l'ai toujours observée dans les diphthérites d'une certaine gravité (obs. 1, 2, 3), ou quand les malades y étaient déjà disposés. Quant à l'anasarque qui a succédé à cette longue maladie, pas n'est besoin de la scarlatine pour l'expliquer. Une maladie d'une certaine gravité, prolongée pendant un mois, la perte abondante de sang pendant la durée des convulsions, rendent suffisamment raison de l'œdème qui s'est emparé de la malade et qui s'est rapidement dissipé sous l'influence du régime tonique et du séjour à la campagne.

Rarement les fièvres éruptives qui compliquent la diphthérite se présentent avec le cortége ordinaire de leurs symptômes. Elles ne sont, dans ce cas, qu'un épiphénomène de la maladie principale qui leur donne une impulsion toute différente. Pour ne parler que de l'éruption elle-même, on la voit quelquefois débuter d'emblée et sans prodromes et à toutes les périodes de l'angine couenneuse. Elle commencera aux jambes et dans des régions où d'ordinaire on ne la voit pas débuter. Jamais elle ne sera franche, bien caractérisée, facilement reconnaissable, quelle que soit d'ailleurs son intensité ; tantôt ce seront de larges plaques marbrées et d'un rouge pâle, tantôt une multitude de petits points rouges très-rapprochés, de telle sorte que le plus souvent il est impossible de se prononcer entre une éruption de rougeole ou de scarlatine. Il faut dire cependant que c'est de cette dernière que les éruptions se rapprochent le plus souvent, et que le plus souvent aussi la gorge présente une rougeur d'une intensité qui n'appartient qu'à la scarlatine. Si l'éruption est le plus souvent d'apparence scarlatineuse, il n'en est plus de même de la desquamation ; celle-ci est toujours furfuracée comme dans la rougeole ou par petites écailles ; l'observation 2 est la seule exception où j'ai rencontré la desquamation par larges plaques, comme elle se fait dans la scarlatine, comme aussi c'est le seul cas où l'éruption a été facilement caractérisée.

On peut donc considérer la rougeole et la scarlatine comme les deux fièvres éruptives les plus communes qui compliquent l'angine couenneuse ; on peut même dire que ce sont les seules ; ce n'est qu'accidentellement qu'on peut rencontrer la suette miliaire, je ne l'ai observée qu'une fois chez un malade qui fait le sujet de l'observation 6. Mais il est d'autres éruptions qu'on peut observer aussi fréquemment.

Les *taches rosées lenticulaires* (obs. 1) doivent être placées au premier rang ; on les observe, sur les diverses parties du corps, principalement sur les membres, ordinairement en petit nombre ; elles ressemblent exactement à celles qu'on voit dans les affections typhoïdes ; elles n'apparaissent qu'à une époque assez avancée de l'angine couenneuse et sont un signe certain de l'aggravation du mal. C'est la seule éruption qui complique la forme sèche de la diphthérite.

L'*herpès labial* est la seule variété d'herpès qu'on observe ; il est très-commun dans l'angine couenneuse, n'apparaît que du troisième au sixième jour après l'éruption pseudo-membraneuse de la gorge, ne la précède jamais, ce qui (sauf l'analogie de structure microscopique) nuirait au rapprochement que M. Gubler a voulu établir entre l'éruption herpétique et l'éruption membraneuse. Il arrive fréquemment que l'herpès se développe alors que la peau des lèvres a été irritée et excoriée par l'écoulement des narines ; il trouve là un terrain tout préparé à le recevoir.

Le *pemphygus* s'est présenté à mon observation chez 3 malades (2 enfants et 1 femme âgée d'environ 30 ans) atteints d'angine couenneuse bénigne, et qui n'a duré que quelques jours ; les bulles, en nombre limité (de 1 à 5) siégeaient sur le cou et sur la partie antérieure du thorax ; elles ne dépassaient pas le volume d'une grosse noix, puis se flétrissaient sans se rompre au bout de quelques jours.

Chez un autre malade (garçon d'une douzaine d'années) atteint, pendant le cours de l'épidémie, d'angine couenneuse au premier degré, j'ai observé une éruption assez curieuse qui ne ressemble à aucune des affections cutanées et qu'on ne pourrait, en forçant les analogies, rapprocher que du pemphygus. Elle consistait en deux larges plaques pustuleuses, très-aplaties, soulevant à peine l'épiderme sous lequel on apercevait comme une substance crémeuse presque solide, donnant à la peau recouverte de son épiderme un aspect lardacé. Autour de chaque pustule, la peau était érythémateuse dans une étendue d'un centimètre, ce qui tranchait avec la partie médiane et faisait paraître celle-ci plus saillante. Ces deux plaques avaient leur siége sur la face et le cou ; on n'en voyait sur aucune autre partie du corps. La plus petite, grande comme environ une pièce de 2 fr., avoisinait l'oreille gauche. L'autre, d'une dimension beaucoup plus considérable, commençait à la commissure labiale du même côté, s'étendait jusqu'à l'angle de la mâchoire, et dans cette même largeur, descendait jusqu'au niveau du larynx. Leur forme et leur aspect n'ont pas varié pendant toute leur durée ; développées dans le cours d'une nuit, elles avaient le matin les dimensions qu'elles ont gardées jusqu'à la fin : la rougeur de peau a disparu la première, l'épiderme s'est affaissé, et six jours après le début, il n'en restait plus aucune trace.

Une question se présente au sujet des éruptions diverses qui compliquent l'angine couenneuse. Quelle est leur importance ? Impriment-elles à la maladie un caractère plus grave ? Aident-elles au diagnostic ?

Pendant le cours d'une épidémie de diphthérite, toute éruption à la surface de la peau est nécessairement accompagnée ou suivie d'exsudation pseudo-membraneuse du pharynx.

Voilà une proposition incontestable. Appeler l'attention du médecin et le mettre en garde pour l'avenir, c'est à cela que se réduit le rôle des éruptions. Elles se présentent le plus souvent dans les angines graves, mais n'ajoutent rien à leur gravité. Le rôle que quelques médecins ont fait jouer à la scarlatine en faisant de celle-ci l'affection principale et de l'exsudation pseudo-membraneuse un épiphénomène est au moins exagéré. Dans l'épidémie que je décris, la scarlatine s'est rencontrée dans des angines légères ; dans beaucoup d'angines graves, il n'y a pas eu d'éruptions (obs. 3, 5, 7, 8) ou il s'en est présenté d'autres que la scarlatine (obs. 1, 6, 10).

Douleurs d'oreilles. Signe fréquent que les auteurs ont négligé de signaler, qui n'existe que dans la forme humide de l'angine couenneuse. Il se présente à deux époques différentes de la maladie, d'abord dans les premiers jours qui suivent le début et quand il y a quelques phénomènes inflammatoires. L'inflammation s'étend de l'arrière-bouche dans la trompe d'Eustache et dans l'oreille interne ; ordinairement légère, elle donne lieu à des douleurs d'oreilles très-supportables et à un peu de surdité. Cette douleur augmente quand les phénomènes inflammatoires s'accroissent, et disparaît avec eux pour revenir plus tard quand l'angine couenneuse, au lieu de disparaître, prend un caractère malin, et quand elle passe au second degré de la forme humide.

Quand l'élément inflammatoire manque au début des angines, la douleur d'oreilles ne se fait sentir que plus tard et n'est plus une conséquence de l'inflammation. Dans l'observation 1 on voit la douleur d'oreilles se présenter au début, cesser avec les signes inflammatoires et se reproduire quelques jours plus tard. Dans les observations 3, 7 et 8, au contraire, elle n'existe pas dans les premiers jours et se présente à une autre période de la maladie.

Quelle est donc l'autre cause qui donne lieu à ce symptôme ? L'action du nitrate d'argent. Quoique locale, l'action du nitrate d'argent, même à l'état de crayon, ne se borne pas à la partie malade, elle s'étend à toute l'arrière-gorge, et occasionne une irritation de toutes les parties qui se propage dans l'oreille à travers l'orifice interne, et détermine une sensation excessivement pénible. Aussi ne trouve-t-on jamais ce symptôme chez les malades dont la maladie est restée méconnue, et chez les gens de la campagne qui ont négligé de se faire soigner, et ne la voit-on apparaître qu'après plusieurs cautérisations ; à chaque application du caustique elle apparaît avec intensité et arrache quelquefois aux malades des cris affreux, elle diminue quelques heures après la cautérisation et disparaît complétement quand on juge à propos de la suspendre.

L'engorgement ganglionnaire et parotidien, et l'adénite de toute la région du cou et de la face ne sont pas sans influence sur ce phénomène, non en lui donnant naissance, mais en contribuant à augmenter son intensité et sa durée par la pression qu'exercent les tissus engorgés sur des parties déjà vivement irritées.

Rejet des boissons par les narines. Encore un symptôme à peine indiqué par les auteurs, soit qu'il se soit présenté rarement, ou, dans les épidémies observées, qu'il ait été peu marqué ou soit passé inaperçu. Dans le traité complet de M. Bretonneau sur la matière, il n'en est pas fait mention. Il n'en eût pas été certainement ainsi s'il eût eu l'importance qu'il m'a offert. Je l'ai rencontré dans les deux formes de la diphthérite et à tous les degrés. Mais il en est de ce symptôme comme du précédent. Suivant le degré de la maladie auquel il apparaît, il tient tantôt à une cause, tantôt à une autre.

On l'observe au début de l'angine couenneuse quand les symptômes inflammatoires sont dans toute leur intensité. Les deux amygdales fortement hypertrophiées se rapprochent par leur face interne au point de se toucher et de laisser à peine un espace suffisant au passage des boissons. La luette, engorgée aussi, ne pouvant plus se loger entre les amygdales, est rejetée en arrière ou en avant, mais reste toujours dans cette dernière position, sa situation derrière les amygdales donnant lieu à des efforts de vomissements jusqu'à ce qu'elle soit passée en avant. Dans cette situation, on comprend sans peine que les quelques gouttes de liquide ou les parcelles d'aliments qui parviennent à franchir l'interstice tonsillaire repassent en totalité par les narines, la luette ne pouvant s'opposer à leur passage, retenue en avant par la saillie des amygdales.

L'engorgement des amygdales et de la luette étant la seule cause de ce phénomène, il cesse quand l'inflammation commence à se dissiper et permet le libre jeu du voile du palais. Il est facile de comprendre que cette cause n'existe ni dans l'angine couenneuse sèche, ni dans les angines humides, quand il n'y a pas d'inflammation. Le rejet des liquides ayant lieu néanmoins dans ces cas, il convient de l'attribuer à d'autres causes.

Ces causes sont l'épaisseur ou la consistance des fausses membranes, les pertes de substances, les paralysies du voile du palais.

Il arrive souvent que les fausses membranes, dans l'angine couenneuse humide au deuxième degré, s'étendent à toutes les parties de l'isthme du gosier et prennent une telle épaisseur qu'on n'en distingue pas les diverses parties, qui semblent ne former qu'un seul organe ; dans ce cas, dont les observations 1 et 8 sont des types remarquables, les fausses membranes agissent comme lorsque l'inflammation a lieu ; la luette, enveloppée de fausses membranes épaisses et gênée dans ses propres mouvements, passe difficilement entre les amygdales et n'accomplit pas ses fonctions.

On conçoit aisément que la consistance des fausses membranes puisse produire le même effet, c'est ce qui a lieu dans l'angine sèche. Dans cette forme de la maladie, les fausses membranes ont peu d'épaisseur, la luette pourrait librement accomplir ses mouvements ; ce qui la gêne alors, ce n'est plus la grande abondance de l'exsudation, c'est sa nature même. Cette espèce de coque fibreuse et résistante qui fait corps avec la muqueuse et y adhère intimement ne permet plus à la luette de se mouvoir avec sa régularité ordinaire, et les narines reçoivent une partie des aliments et des boissons ingérées.

Dans cette même forme de l'angine on observe fréquemment un symptôme lié au passage des aliments dans les narines, c'est le passage dans les voies aériennes. Quand les fausses membranes fibreuses poursuivent leur marche envahissante dans les voies aériennes, elles se développent sur l'épiglotte qu'elles entourent comme la luette et à laquelle elles adhèrent fortement. La gêne des mouvements de cette soupape, liée à la gêne que le larynx éprouve pour se déplacer, soit à cause des fausses membranes voisines, soit à cause de l'adénite qui existe le plus souvent, fait que pendant les mouvements de déglutition, l'orifice du larynx reste en partie béant et permet le passage des substances ingérées, ce qui donne lieu quelquefois à des phénomènes de suffocation inquiétante.

L'examen de ces deux phénomènes permet de suivre la marche du mal et de préciser le diagnostic. Le développement des pseudo-membranes est-il limité au pharynx, il y a sortie des liquides par le nez. Envahit-il les voies aériennes, immédiatement a lieu leur passage dans le larynx et la suffocation.

Enfin la paralysie du voile du palais et les pertes de substances qui sont la conséquence de la chute des pseudo-membranes gangrenées ont un mode d'action trop manifeste pour qu'il soit nécessaire d'insister là-dessus.

Hémorrhagies, gangrène. Les hémorrhagies sont un symptôme grave de l'angine couenneuse et l'indice d'une profonde altération de l'économie. Elles doivent être distinguées de celles qui arrivent au moment de l'apparition des fièvres éruptives qui compliquent la diphthérite. Les hémorrhagies appartenant à l'intoxication diphthéritique ne s'observent qu'à une période plus avancée de la maladie, en même temps que les autres symptômes qui signalent une aggravation du mal. Elles ne se présentent pas avec abondance et n'empruntent pas leur gravité à la quantité de sang qu'elles laissent échapper. Elles consistent en un suintement de sang léger, mais continuel, à la surface de la muqueuse ; le sang ne s'échappe pas par gouttelettes de la bouche ou du nez, ce n'est qu'une coloration le plus souvent légèrement rosée des crachats et des mucosités. Le sang est ordinairement de couleur pâle, d'un rouge jaunâtre (obs. 1 et 8) ; plus rarement on le trouve d'un rouge noirâtre (obs. 4 et 5). Cette coloration est un signe certain d'une altération putride du sang. Quand l'exsudation sanguine dure depuis quelques jours et se termine par une abondante hémorrhagie (obs. 4), c'est l'indice d'une mort prochaine. La coloration noirâtre des fausses membranes par l'exsudation sanguine et la fétidité de l'haleine a pu induire quelquefois en erreur et faire croire à la gangrène quand il n'y en avait pas ; mais, d'un autre côté, la coïncidence fréquente des hémorrhagies avec les fausses membranes gangrenées a fait presque nier complétement la gangrène dans les angines couenneuses.

La vérité est entre ces deux termes extrêmes : certes, si l'on ne doit admettre la gangrène que quand on apercevra des eschares noirâtres dans la gorge, un simple filet d'eau suffira pour les distinguer des caillots de sang qui noircissent les pseudo-membranes. Mais la gangrène ne se présente pas toujours avec les caractères tranchés. Et quand on observera (obs. 5) une exhalation de sang putride et une plaie gangréneuse sur une autre partie du corps (l'exploration de la gorge ne permettant de rien distinguer), quand on verra, comme dans l'observation 1, des fausses membranes acquérir un volume considérable tout en gardant leur couleur ordinaire, se détacher avec perte de substances de la partie sur laquelle elles se trouvent, et qu'à ce signe se joindra une fétidité caractéristique, il sera rigoureux de qualifier l'angine de gangréneuse.

L'odorat est le meilleur juge en pareil cas. Quand l'angine gangréneuse complique l'angine couenneuse, la fausse membrane exhale l'odeur horriblement fétide propre à la gangrène (Laënnec). L'odeur est le seul caractère qui manquait à l'observation 4 pour la ranger parmi les angines gangréneuses, c'est dire toute l'importance de ce signe, puisqu'il suffit à changer le diagnostic.

Douleur épigastrique. Symptôme que j'ai vainement cherché dans les auteurs et que j'ai constaté si fréquemment dans cette épidémie, qu'il doit être rangé parmi les signes les plus importants et les plus curieux de la diphthérite. On l'observe dans l'angine sèche et dans les deux derniers degrés de l'angine humide, et à une époque très-avancée de la maladie, il en révèle la gravité et acquiert ainsi une grande valeur au point de vue du pronostic.

Il consiste en une douleur quelquefois très-violente, le plus souvent supportable mais continue, peu exaspérée par la pression, siégeant au creux épigastrique et ne se propageant pas au delà.

A quoi attribuer ce phénomène ? J'ai cru pouvoir lui reconnaître trois causes pouvant isolément lui donner lieu et pouvant se trouver réunies sur le même individu ; ce sont :

1° Le passage dans l'estomac du nitrate d'argent en solution ;

2° Le passage des détritus et des liquides provenant de la fonte putride des fausses membranes ;

3° Le développement des pseudo-membranes dans la cavité de l'estomac et du tube intestinal.

Nul ne contestera que lorsqu'on pratique des cautérisations fréquentes avec un pinceau trempé dans une solution concentrée de nitrate d'argent, et que le plus souvent, dans les cas graves où se présente la douleur épigastrique, le caustique est porté jusqu'à la paroi postérieure du pharynx, une partie du liquide coule le long de l'œsophage et va porter son action sur la muqueuse de l'estomac. Cette médication étant renouvelée plusieurs fois par jour, et pendant un assez grand nombre de jours, il en résulte pour l'estomac une irritation assez vive qui finit par déterminer une violente douleur dans cette région (obs. 7). Aussi arrive-t-il que chaque cautérisation est suivie, quelques minutes après, d'une exaspération de la douleur épigastrique qui se prolonge plusieurs heures.

Mais l'action du nitrate d'argent ne saurait donner une explication raisonnable dans la plupart des cas, et s'il fallait seule l'invoquer, on ne comprendrait pas la gravité de ce symptôme, et on ne saurait dire pourquoi il se présente après un long usage des cautérisations, si tardivement et alors que le malade est voué à une mort presque certaine.

Ainsi dans les observations 1, 8 et 9, la douleur a paru après la cessation complète des cautérisations ; mais chez les malades des obs. 1 et 8, il y avait fonte putride des fausses membranes , abondance de liquides sanieux et de détritus de fausses membranes dans la bouche , fétidité très-grande des liquides. On s'explique dès lors très-facilement comment la présence de ces fluides putrides sur une muqueuse, privée depuis longtemps d'aliments , peut déterminer une action fâcheuse, une douleur d'abord , puis une absorption de ces liquides et l'empoisonnement de l'économie.

Enfin il est des cas où la fonte putride n'existe pas et où l'on ne peut attribuer le phénomène à l'action du caustique. Mais si l'on observe d'un autre côté que la plupart du temps les malades chez lesquels l'empoisonnement diphthérique a atteint un certain degré, rendent dans les selles des fausses membranes en assez grande abondance pour qu'on ne puisse pas les attribuer à celles qui proviennent de l'arrière-gorge, on est autorisé à admettre que les pseudo-membranes se sont développées sur la muqueuse du tube digestif. J'ai noté ces selles membraneuses dans l'observation 1 et chez quelques autres malades moins gravement atteints au moment de la convalescence. Dans les cas terminés par la mort, je n'ai jamais été dans le cas d'examiner, à l'autopsie, l'état de la muqueuse intestinale ; mais depuis longtemps déjà on a constaté les fausses membranes dans ces parties, et dans les cas analogues à l'observation 9 , où il n'y a pas eu de putridité et où la douleur a paru après la cessation des cautérisations, on peut admettre la présence des pseudo-membranes sur la muqueuse gastrique. On s'explique bien alors comment les mouvements ordinaires de l'organe, gênés par l'exsudation et l'irritation de la muqueuse qu'elle détermine, peuvent donner lieu à la douleur épigastrique qu'accusent quelques malades.

Tolérance des vomitifs. Encore un symptôme qui révèle une aggravation de la maladie et que les auteurs n'ont pas signalé. Quoique se présentant à une époque peu avancée de la maladie , il indique toujours une prochaine extension des fausses membranes dans les voies aériennes, une intoxication plus complète. On le rencontre aussi fréquemment dans la forme sèche que dans la forme humide de l'angine couenneuse (obs. 1, 3, 8, 9).

L'économie ne peut recéler en elle un principe toxique sans que le désordre se manifeste dans les fonctions des divers organes, et dans les phénomènes d'absorption. Les vomitifs, quels qu'ils soient, n'agissent que de deux manières, soit localement en surexcitant l'estomac et l'intestin, et déterminant chez eux des mouvements antipéristaltiques, soit après leur absorption préalable et leur passage dans la circulation. Dans les empoisonnements miasmatiques, l'innervation est une fonction altérée dès l'abord et dont les troubles deviennent d'autant plus profonds que le mal fait des progrès plus marqués.

Dès lors il devient facile de concevoir pourquoi la tolérance des vomitifs est le signe précurseur de l'extension des fausses membranes et pourquoi ce signe ne paraît jamais au début de la maladie. Dans quelques cas (obs. 9) il peut donner la mesure de l'état général qu'on ne semblerait pas devoir croire si compromis.

Somnolence, constipation. Deux phénomènes en apparence fort dissemblables, mais que je réunis ici, parce qu'ils se présentent simultanément, et que tous deux appartiennent à la même cause. On les observe à la fin de la diphthérite et quand la maladie a revêtu un caractère presque désespéré.

La somnolence, très-commune dans la diphthérite sèche, ne se montre que quand les pseudo-membranes ont envahi le larynx et qu'on observe tous les symptômes du croup. Elle révèle le début de l'asphyxie et dure jusqu'à ce que commencent l'inquiétude et l'agitation qui marquent les derniers moments.

La constipation se montre à la même période. Elle est très-opiniâtre et difficilement combattue par des lavements ; les plus actifs restent sans effet. Souvent, quand on n'a pas réussi à la faire cesser, elle se termine par une diarrhée abondante vers la fin de la vie.

Ces deux phénomènes reconnaissent manifestement pour cause la stase du sang dans le cerveau. A un certain degré de la diphthérite, et principalement au début de l'envahissement des voies aériennes, quand l'asphyxie va commencer à se manifester, quoique d'une manière obscure encore, l'hématose se fait incomplétement. Le cerveau est un des organes chez lesquels les phénomènes de la stase sanguine se manifestent des premiers. La somnolence et l'arrêt des fonctions intestinales sont les signes les plus ordinaires des phénomènes congestifs du cerveau. Il est donc tout naturel de les rencontrer ici.

Restent deux autres symptômes sur lesquels, dans ces derniers temps, on a appelé vivement l'attention et auxquels on a fait jouer un rôle plus important que celui qui doit leur être assigné ; je veux parler de l'*anesthésie* et de l'*albuminurie*.

On peut dire en général que l'albuminurie existe chez tous les malades qui, par des symptômes manifestes, accusent une intoxication générale et complète. Dans la diphthérite humide, par exemple, on la rencontre toujours à partir du deuxième degré. Mais ne la rencontre-t-on pas aussi chez les chloro-anémiques, dans les fièvres paludéennes, dans les œdèmes qui accompagnent les affections du cœur et en général dans toutes les affections où l'hématose ne se fait pas régulièrement, soit par un obstacle mécanique, soit par un principe morbide frappant le système nerveux ? Dans l'intoxication diphthérique, l'albuminurie est subordonnée au développement de la chloro-anémie qui se développe elle-même (quand le sujet n'est déjà lymphatique) sous l'influence des altérations de l'influx nerveux.

Quant à l'anesthésie, il est presque puéril de s'arrêter à ce phénomène. On a voulu en faire un signe important pour le pronostic et pour la conduite que doit tenir le médecin au point de vue de l'opération. S'il fallait, pour agir, attendre l'apparition de ce phénomène, c'est sur un cadavre que le chirurgien opérerait le plus souvent, et faire de ce signe le criterium de la trachéotomie, c'est la répudier complétement. Au point de vue du pronostic, l'anesthésie n'a pas plus de valeur. D'abord parce que ce phénomène n'est pas si manifeste ni si facile à constater qu'on pourrait le supposer, et parce qu'il est accompagné d'autres signes bien autrement significatifs et concluants qu'il ne l'est lui-même.

Et puis aller chercher l'anesthésie à la surface du corps, dans le dernier degré de l'asphyxie où on l'observe, au moment de la mort, enfin, c'est dire une fois de plus qu'au moment suprême les phénomènes de la sensibilité disparaissent de la circonférence au centre, ce qui n'est pas nouveau.

Affections consécutives.

Elles doivent être en grand nombre dans une maladie qui frappe si violemment l'organisme et porte le trouble dans toutes ses fonctions.

On devra rencontrer, à la suite d'une pareille affection :

1° Les maladies locales des divers organes qui auront été le siége des symptômes les plus sérieux ; dans ce cadre, rentrent

    a. L'engorgement chronique des amygdales ;
    b. Les ganglions, les oreillons ;
    c. La surdité et les écoulements purulents de l'oreille ;
    d. La destruction du voile du palais.

2° Les maladies générales qui signalent plus spécialement la puissance toxique du fléau et son action sur les principaux actes de l'organisme ; ce sont les suivants :

    a. Anémie, œdème, albuminurie.
    b. Paralysies { générales.
                   partielles { de la luette.
                                 de la langue.
                                 du goût.
                                 de l'odorat.
                                 amblyopie.
    c. Abcès multiples, furoncles.
    d. Altération des fonctions digestives.

L'engorgement chronique des amygdales est fréquemment la conséquence d'inflammations répétées de ces organes. Dans l'amygdalite pseudo-membraneuse, même légère, il est rare que les tonsilles reprennent promptement leur dimension normale ; elles restent engorgées plus ou moins longtemps, et quelquefois pour toujours. Dans cet état, elles deviennent le point de départ d'inflammations fréquentes, et il est nécessaire d'en opérer l'excision. Cette opération devient indispensable

en temps d'épidémie, ou toute irritation de la gorge devient
le siége de fausses membranes. J'ai observé un enfant atteint
d'angine couenneuse, chez lequel il resta un engorgement qui
fut le point de départ de deux autres amygdalites pseudo-membraneuses. A la troisième, l'enfant consentit à laisser opérer
l'excision, et le mal ne se reproduisit plus.

L'engorgement des ganglions sous-maxillaires et de la région parotidienne se présente pendant la durée de l'angine
couenneuse et se prolonge souvent pendant la convalescence. C'est la suite naturelle de la maladie. Leur résolution
s'opère à mesure que la constitution reprend ses forces. Il
n'en est plus de même quand les oreillons ne se manifestent
qu'au début de la convalescence. Ils sont comme une crise de
la nature qui secoue le joug du mal ; on les rencontre à la
suite de l'angine couenneuse comme après les maladies graves : fièvres typhoïdes, fièvres éruptives épidémiques, etc....
Leur apparition, à cette période du mal, loin d'être fâcheuse,
est au contraire d'un bon augure et l'indice d'une franche
convalescence. Les oreillons se terminent le plus souvent par
résolution, sans aucun autre traitement que quelques émollients, et quelquefois par suppuration.

Écoulements purulents des oreilles, surdité. L'inflammation de la muqueuse pharyngienne se propage fréquemment
dans l'oreille interne par la trompe d'Eustache ; de là cette douleur violente d'oreilles que nous avons constatée dans la symptomatologie, de là aussi les écoulements purulents, terminaison
ordinaire de l'otite symptomatique, et la surdité quand l'altération des parties constituantes de l'oreille est assez profonde.
Toutefois il faut noter que les écoulements purulents et la
surdité qu'on observe le plus souvent à la suite de l'angine
couenneuse ne sont pas la conséquence de l'inflammation
locale de la bouche ; ce n'est qu'exceptionnellement qu'on
observe une otite franche suivant régulièrement ses phases.
Les otorrhées purulentes qu'on rencontre dans cette affection
sont de même nature que celles qui se manifestent vers la fin
de certaines maladies graves, telles que les fièvres typhoïdes,

éruptives. Elles se présentent d'emblée presque au début de la convalescence. Aussi sont-elles fréquemment suivies d'une surdité absolue de l'oreille malade. Ces affections sont comme une sorte d'émonctoire naturel.

Destruction partielle du voile du palais. Dans les angines pseudo-membraneuses graves, il arrive souvent que la fausse membrane intéresse une grande épaisseur des tissus sur lesquels elle se trouve, et que sa chute entraîne avec elle une perte de substance assez notable (obs. 3). Ce phénomène se présente surtout quand la gangrène complique les fausses membranes (obs. 1). Quand cette perte de substance a lieu sur la luette, elle donne lieu au phénomène du rejet des aliments par le nez, et cela d'autant plus que la perte de substance est plus grande ; je l'ai vue, dans un cas, détruire la moitié de la luette ; dans ce cas, le phénomène du passage des aliments par les narines dure plus longtemps que quand il est dû seulement à la paralysie de la luette, la réparation du tissu étant plus longue que le retour des forces. Quand la perte de substance intéresse le voile du palais, le phénomène dure plus longtemps encore et peut nécessiter l'opération de la staphyloraphie.

Anémie, œdème, albuminurie. Trois maladies dues à une seule et même cause, l'appauvrissement du sang. L'anémie se présente à la suite de l'angine couenneuse comme dans la convalescence de toutes les maladies graves. Dans ce cas, tous les symptômes de la chloro-anémie sont à leur paroxysme. L'œdème général et l'albuminurie en sont les manifestations les plus dignes d'attention. Il est bon d'observer ici que l'œdème et l'albuminurie se lient très-souvent à la scarlatine, et que cette éruption coïncide fréquemment avec l'apparition de la diphthérite. Mais il est plus fréquent encore de les voir succéder à l'angine couenneuse simple sans éruption (obs. 1). Alors c'est bien à l'état du sang seulement qu'il faut rapporter la présence de ces phénomènes. Pour l'œdème, nulle difficulté. Quant à l'albuminurie, elle passe trop souvent pour être liée soit à la scarlatine, soit à une maladie des reins, et c'est à peine s'il semble qu'on doive lui reconnaître une autre cause. Toutefois, dans l'angine couenneuse, ni l'une ni l'autre de ces affections ne se présentant, il est rationnel de chercher une autre explication. D'après MM. Bouchut et Empis, elle serait un indice de l'infection des humeurs, mais on ne saurait pas plus comment cette infection fait passer l'albumine dans les urines. Il convient de reconnaître à l'albuminurie deux causes, selon la période de la maladie, selon qu'il y a ou non asphyxie. Dans les premiers temps, elle est liée exclusivement à l'état anémique du sang, et, d'après la théorie de MM. Vernois et Becquerel, l'albumine passe à travers les reins, parce que le liquide auquel elle appartient, le sang, a subi une modification qui lui permet de filtrer à travers les tissus des reins. C'est la même cause qui entretient l'albuminurie pendant la convalescence. Aussi cède-t-elle avec facilité devant l'usage des préparations ferrugineuses. Quand vient la période asphyxique de la diphthérite, l'albumine se présente dans l'urine, comme l'a avancé M. Éd. Robin, parce qu'elle a subi dans la circulation une combustion incomplète. Comme on le voit, les causes du passage de l'albumine dans les urines sont complexes. Nul doute qu'elles ne puissent se trouver réunies à une certaine période et exercer ensemble leur influence.

Paralysies. Les paralysies sont une suite fréquente de l'affection couenneuse. Il convient de distinguer celles qui sont locales et celles qui sont générales. On ne peut nier l'influence manifeste de l'intoxication générale dans la paraplégie, l'hémiplégie, les paralysies générales du sentiment et du mouvement.

Dans le cours de cette dernière épidémie de diphthérite, la fréquence des paralysies a appelé sur elles plus spécialement l'attention. On a semblé vouloir faire une sorte de paralysie spéciale qu'on a appelée *paralysie diphthéritique*, comme si cette espèce de paralysie portait avec elle un cachet particulier propre à la faire reconnaître, abstraction faite de la cause qui l'a fait naître.

La paralysie diphthéritique généralisée ne diffère en rien de

celle qui vient à la suite des maladies graves : fièvre typhoïde, choléra, fièvres éruptives, pernicieuses, etc. etc.
Comme celle-ci, elle est la conséquence forcée de la chloro-
anémie qui succède à ces graves altérations de l'économie.

Les paralysies locales elles-mêmes n'empruntent rien à la
spécificité de la fausse membrane ; elles n'indiquent rien plus
qu'une modification causée par une impression profonde et
longtemps continuée d'une lésion locale.

En analysant avec soin le mémoire que M. Maingault a
présenté à la Société médicale des hôpitaux, le plus complet
sur la matière, on peut résumer ainsi les principaux caractères de la paralysie diphthéritique.

Elle se montre deux ou trois semaines après la disparition
des phénomènes morbides de la gorge, en pleine convalescence. C'est la paralysie du voile du palais qui ouvre la marche ; puis viennent des fourmillements dans les extrémités,
inférieures d'abord, puis supérieures, des douleurs articulaires, et la progression devient impossible. L'affection continuant, la paralysie gagne la vue, la langue, la vessie et le
rectum.

N'est-ce pas la marche qu'affecte la paralysie qui se présente à la suite des maladies graves dont la convalescence se
prolonge, paralysie qui n'est causée que par débilitation ?
L'anémie étant d'une part une conséquence forcée de toute
affection qui entraîne une grave altération de l'économie, et
de l'autre, engendrant seule et sans autre affection préalable
des paralysies, n'est-il pas plus logique d'attribuer à cette seule
altération du sang la paralysie des convalescences, que de
faire des divisions arbitraires en reconnaissant autant de paralysies spéciales qu'il y a de maladies à la suite desquelles
on les observe ?

Quant aux paralysies locales, sans contester l'influence de
l'intoxication, il convient de les rapporter à quelque influence
locale due à la présence de la fausse membrane ; soit qu'elle
ait imprimé une modification quelconque à la fibre musculaire
comme dans la paralysie du voile du palais, de la langue, du
pharynx, soit que la modification locale des tissus ait porté
plus profondément, sur l'extrémité du réseau nerveux, et

donné naissance, par exemple, à la paralysie du sens du goût et de l'odorat. Il faut bien croire, dans ces paralysies locales qui se présentent souvent sans être accompagnées ou suivies de paralysies plus générales, à quelque altération profonde des tissus sur lesquels a siégé la fausse membrane.

C'est ainsi, par exemple, que la paralysie du voile du palais, qui est la plus commune, se présente dans tous les cas de diphthérite grave. Je n'ai pas observé un seul exemple de diphthérite avec intoxication manifeste (diphthérite du 2e et 3e degré) sans que la convalescence ait été accompagnée de paralysie du voile du palais. Mais, d'une autre part, cette paralysie n'est pas infailliblement (comme cela semblerait résulter du mémoire de M. Maingault) le début d'une paralysie généralisée. Dans la plupart des cas, les symptômes paralytiques des convalescents se bornent à la paralysie du voile du palais et de la luette......

Deux paralysies qui frappent des nerfs de sensibilité spéciale se rencontrent aussi très-fréquemment dans la convalescence de la diphthérite, ce sont les paralysies du goût et de l'odorat; la première persiste fort longtemps, les malades se plaignent que les mets n'ont aucune saveur. Mais, quand on observe ces deux phénomènes dans le coryza et l'amygdalite simple, on n'a pas lieu de s'étonner de les observer plus longtemps et plus prononcés quand les fausses membranes ont envahi ces parties et qu'elles ont été longtemps soumises à des traitements qui ne sont pas sans influence sur les papilles nerveuses qui s'épanouissent dans ces régions.

Une autre paralysie locale, mais dont l'apparition dépend de l'affaiblissement général de l'économie, c'est l'amaurose. On observe rarement l'amaurose complète. Je n'ai vu que l'amblyopie asthénique. Cet affaiblissement de la vue s'observe très-souvent dans la convalescence. Il existe toujours quand il y a des phénomènes de paralysie générale. Je l'ai observé sur moi-même à la suite de l'angine couenneuse que j'ai contractée. Malgré le peu de durée de la maladie (cinq jours à peine) et quoique les exsudations se soient bornées à la gorge et que les phénomènes généraux aient été marqués seulement par un mouvement fébrile intense, je n'en ai pas moins éprouvé pendant trois mois une amblyopie très-intense au début, au point qu'il m'était impossible de lire deux lignes d'impression sans le secours des lunettes.

Les *abcès multiples*, la diathèse furonculeuse que l'on observe à la suite de l'angine couenneuse, ne peuvent être considérés autrement que comme un émonctoire de la nature qui repousse au dehors les dernières traces du poison. Dans toutes les affections toxiques on rencontre ce phénomène. Il est fréquent à la suite des fièvres typhoïdes, des fièvres éruptives et surtout à la suite de la variole.

Altération de fonctions digestives. Les malades gravement atteints et qui survivent à l'affection diphthéritique présentent tous des phénomènes gastriques remarquables. Ce sont des tiraillements et des crampes de l'estomac à l'état de vacuité, avec vomissements glaireux ou des douleurs après les repas, suivies souvent du rejet des aliments.

L'estomac éprouve le besoin des aliments et ne peut les supporter. Tantôt ils restent dans l'estomac et s'y digèrent quoique difficilement; mais dans l'intestin, la digestion ne s'achève pas, et il y a des diarrhées abondantes et fatigantes.

On comprend la présence de ce phénomène, l'estomac étant, pendant longtemps, resté privé d'aliments, et recevant dans sa cavité, soit des détritus de matières putrides, soit des médicaments dont l'action irritante ne peut qu'être nuisible. Toutes les causes qui ont donné naissance à la douleur épigastrique que nous avons observée se retrouvent ici pour donner lieu aux phénomènes gastriques de la convalescence.

Modes de terminaison.

En temps d'épidémie, la mort est la terminaison la plus fréquente de l'angine couenneuse grave. Ce n'est que quand la maladie reste bornée au premier degré de la forme humide que l'on peut compter sur la guérison; dans ce cas, il arrive même souvent que le mal guérit spontanément. Dans la forme sèche et à partir du deuxième degré de la forme humide, le pronostic est toujours douteux. Au troisième degré, la mort est la règle invariable ; ce n'est que par exception que l'on voit le malade survivre. Jurine cite un seul cas de guérison. Dans le nombre considérable des malades que j'ai vus pendant les cinq années que l'épidémie a fait sentir son influence, les malades des observations 1 et 3 sont les seuls exemples de guérison que j'aie observés et dans lesquels les symptômes caractéristiques de l'angine couenneuse et du croup ont été des plus manifestes.

Quoi qu'il en soit, quand la guérison doit avoir lieu, elle se fait de deux manières : 1° Les fausses membranes sont résorbées sur place et sans se détacher s'amincissent et finissent par disparaître ; c'est le mode de guérison de la diphthérite sèche. La fausse membrane diminue peu à peu d'épaisseur, on aperçoit à travers les parties les plus minces la coloration rosée de la muqueuse jusqu'à ce qu'on finisse par apercevoir cette couleur uniforme. 2° Les fausses membranes se ramollissent, se détachent, sont rejetées dans les selles, dans la salive, et ne se reproduisent plus ; dans la forme humide on n'observe que ce seul mode de disparition.

Il faut ajouter qu'il arrive le plus souvent que la résorption des fausses membranes se combine avec leur ramollissement et leur chute ; ainsi, dans l'angine couenneuse sèche compliquée de croup, les fausses membranes de larynx et celles qui enveloppent la luette ne se résorbent pas, le plus souvent elles sont rejetées par fragments détachés ; il n'y a d'absorbées que les exsudations des amygdales, des piliers et du voile du palais.

J'ai dit que dans la forme épidémique de la diphthérite, la mort était la règle générale quand le mal atteignait un certain degré. Toutefois ce mode de terminaison a lieu de plusieurs manières qu'il n'est pas sans importance d'étudier. En effet, outre l'intérêt qui s'attache à ces recherches, il y a aussi une nécessité pratique. Il est évident que quand le médecin verra un enfant succomber à une asphyxie, pour ainsi dire mécanique, son devoir sera de tenter par une opération de rendre aux fonctions respiratoires l'air qui leur fait défaut. Il s'en abstiendra, au contraire, comme d'une tentative inutile et cruelle, quand les symptômes et la marche du mal lui

auront clairement indiqué que la mort est la conséquence
d'une intoxication générale ou que l'état de faiblesse du malade ne lui donnerait aucune chance de succès.

Ce n'est pas en effet (comme on pourrait le supposer à cause
de la tendance de la maladie à envahir le larynx) par l'asphyxie mécanique, par un obstacle matériel à l'arrivée de
l'air dans les bronches, que la mort a lieu. En temps d'épidémie, les malades succombent bien plus souvent à une autre
mort qu'à celle par asphyxie ; généralement la mort survient
avant que les phénomènes asphyxiques soient arrivés à un
degré assez avancé pour la produire. J'ai fait plusieurs auto-
psies dans lesquelles les fausses membranes étaient loin d'inter-
cepter le passage de l'air dans la trachée. Dans l'une d'elles,
celle d'un enfant mort à l'hôpital avec tous les symptômes
du croup, je n'ai trouvé de fausses membranes que dans l'arrière-bouche ; dans la trachée et le larynx, il n'y avait que
des mucosités. Sur sept cadavres ouverts par Lobstein, les
poumons étaient exsangues, excepté à la partie postérieure,
et dans quatre cas observés par M. Louis, l'aspect des poumons et des viscères du ventre ne ressemblait en rien à celui
des mêmes organes dans le cadavre des asphyxiés (Hache, *du
Croup à l'hôpital des Enfants Malades pendant l'année* 1835).

Dans l'angine couenneuse épidémique, les causes de mort
des malades sont les suivantes, suivant leur ordre de fréquence :

1° Empoisonnement,
2° Asphyxie,
3° Hémorrhagie,
4° Faiblesse,
5° Infection putride.

Il est inutile de faire remarquer que le plus souvent ces
diverses causes de mort font sentir simultanément leur action ;
ainsi la faiblesse est liée à l'hémorrhagie et la gangrène
amène souvent l'infection putride.

1° *Empoisonnement.* Tous les auteurs ont observé pendant des épidémies de ce genre certains phénomènes qui

révèlent avec certitude la présence dans l'économie d'un principe toxique insaisissable mais que décèlent des symptômes
inaccoutumés. Si les analyses les plus minutieuses ne peuvent
constater l'altération du sang, elle est manifestée par l'état
des symptômes.

La présence de la fausse membrane dans la gorge pourra
rendre compte de certains phénomènes généraux peu importants. Mais comment contester un empoisonnement général
quand on verra les fausses membranes gagner toutes les parties du corps et même les plaies récentes, quand on observera
des hémorrhagies, des éruptions diverses sur le corps, des
diarrhées fétides, l'agitation, la prostration des forces, le délire, l'altération des traits, tous symptômes que l'on rencontre
dans la plupart des observations que nous avons publiées?

Ce n'est aussi que par l'intoxication que l'on peut expliquer les morts si rapides qu'on observe en temps d'épidémie,
et que rien ne justifie. Au plus fort de l'épidémie d'angine
couenneuse, j'ai vu deux enfants à la mamelle pris, au milieu
de la santé, de vomissements abondants, sans diarrhée, avec
fièvre, suivis au bout de quelques heures de douleurs à
l'épigastre, altération des traits, fixité du regard, pâleur des
lèvres, mort.

Ce sont des faits extraordinaires qu'on ne saurait classer,
qu'on n'observe que dans ces épidémies. Le miasme en frappant un enfant dont la force de réaction est nulle a déterminé
la mort, avant d'avoir, comme chez les adultes, localement
manifesté son action.

2° *Asphyxie*. Genre de mort que l'on rencontre plus communément dans la forme sèche de l'angine couenneuse. Les
fausses membranes gagnent le larynx, la trachée, les bronches, jusque dans les plus petites divisions. La mort arrive
le plus souvent avant que le mal ait gagné la trachée. Les phénomènes asphyxiques commencent quand les fausses membranes ont atteint le larynx.

Il y a lieu toutefois de distinguer dans l'asphyxie la rapidité de sa marche. Elle peut arriver brusquement par
une production rapide des fausses membranes, très-épaisses

dans le larynx. L'asphyxie a lieu, pour ainsi dire, mécaniquement. Quand au contraire elle arrive lentement (obs. 9), par l'extension graduelle de l'exsudation, l'hématose se fait encore quoique incomplétement, le sang qui circule dans l'économie est encore légèrement artérialisé. Le malade résiste plus longtemps si sa constitution n'est par trop détériorée et permet l'emploi des moyens propres à arrêter l'extension du mal.

3° *Hémorrhagie.* Les hémorrhagies abondantes et rapides qui se présentent dans les maladies éruptives qui accompagnent le début de l'angine couenneuse ne sont pas une cause de mort; elles n'y contribuent que par la faiblesse qu'elles déterminent et l'absence de réaction de la part de la constitution.

Ce sont les suintements sanguinolents qui se produisent à la surface des muqueuses, principalement celles du nez, de la bouche et des bronches, suintements entretenus par le peu de plasticité du sang, qui à la longue donnent lieu à une perte de sang assez notable pour contribuer à amener la mort par hémorrhagie.

Toutefois cette cause de mort ne se présente jamais seule, elle donne lieu à la débilitation, et le plus souvent elle est liée à l'empoisonnement général. On comprend du reste que la perte du sang donne lieu à l'aggravation des phénomènes toxiques de la maladie et que ceux-ci amènent la terminaison fatale bien avant l'hémorrhagie.

4° *Faiblesse.* Conséquence inévitable de l'hémorrhagie, la débilitation se manifeste aussi en l'absence de la perte de sang. Comme dans toutes les maladies toxiques, elle s'observe quelques jours seulement après l'invasion du mal et résulte de l'influence du virus sur les centres nerveux.

Le plus souvent liée à quelqu'une des causes précédentes de mort, celle-ci peut aussi agir seule. C'est la débilitation seule qui amène la mort dans les paralysies succédant à l'angine couenneuse. Rarement les paralysies ont une terminaison fatale, et quand elle a lieu ce n'est qu'après plusieurs semaines ou mois de durée, et quand manifestement, l'ébranlement du système nerveux a été tel qu'il n'a pu retrouver la puissance de réaction nécessaire.

5° *Infection putride.* L'infection putride est occasionnée par le passage dans l'estomac et l'intestin des liquides et des matières sanieuses de la bouche qui sont absorbées à la surface de la muqueuse digestive, et de là portées dans le torrent circulatoire. L'empoisonnement miasmatique, existant toujours dans les cas d'infection putride, vient s'enter sur celui-ci. Le malade succombe à un double empoisonnement.

Quand il y a gangrène des fausses membranes de la gorge, l'affluence des liquides de la bouche est encore plus grande, et il y a dans ces cas nécessairement des signes d'infection putride.

L'observation 5 nous a présenté un exemple manifeste de ce genre de mort : le frisson, les vomissements incessants de bile, et plus tard, de sang noirâtre et infect, la plaie gangréneuse de l'oreille, sont autant de signes qui dénotent manifestement une résorption de matière putride.

Traitement.

C'est surtout à propos des maladies épidémiques qu'il convient de diviser le traitement en *préservatif* et *curatif,* le premier étant à la fois le plus rationnel et le plus certain.

Prophylaxie. Elle peut s'exercer de deux manières : 1° en faisant disparaître dans une contrée toutes les causes d'insalubrité qui peuvent faire naître ou propager les maladies : c'est le rôle de l'hygiène publique ; 2° en modifiant la constitution des individus de telle sorte qu'ils puissent présenter une certaine résistance à l'envahissement du mal : c'est le rôle de l'hygiène privée. Ou en saturant les tissus du corps d'un agent quelconque qui empêche le virus épidémique de s'enter sur lui : c'est ce que sont appelées à faire les inoculations.

Il ne m'appartient pas de chercher à résoudre ici les grands problèmes d'hygiène publique; leur solution intéresse à un

trop haut point la nation pour qu'il soit de saison de les traiter à tout propos. Nul n'ignore tous les fléaux qui sont dus
aux inondations, et le prompt remède que le gouvernement
semble décidé à y apporter. Je me permettrai seulement de
formuler quelques vœux en faveur de la localité que j'habite.
Puisque la principale cause des débordements de nos rivières
réside dans l'affluence des eaux provenant des forêts de l'État,
ne serait-il donc pas possible de les recevoir dans des canaux
qui conduiraient l'eau au delà des centres de population et
les déverseraient dans différents cours d'eau? Leur contingent, distribué entre plusieurs rivières, ne donnerait lieu au
débordement d'aucune d'elles.

La ville n'étant nullement abritée du côté de l'ouest, et
recevant tous les effluves marécageux que lui apportent
les vents qui règnent de ce côté, pendant la plus grande
partie de l'année, ne pourrait-on planter de ce côté, dans
toute l'étendue de la ville, un rideau de peupliers, qui arrê-
terait et absorberait une partie des miasmes paludéens? Ne
pourrait-on aussi, du même côté, faire pratiquer dans les
prairies un système de canaux communiquant entre eux, des-
tinés à recevoir les eaux qui y séjourneraient, jusqu'à ce que
le niveau de la rivière fût ramené à son état normal, ce qui
permettrait, par un système habilement disposé d'écluses,
d'y envoyer les eaux retenues jusque-là dans les canaux? La
terre ne recevrait que la quantité d'eau qu'elle peut absorber;
le surplus qui séjourne aujourd'hui à sa surface se rendrait
dans les canaux, et la facilité, après l'écoulement de l'eau, de
les nettoyer, et d'en enlever les détritus végétaux qu'ils auraient pu recevoir, rendrait inoffensif le débordement de la
rivière.

Si j'insiste sur la nécessité de parer aux envahissements des
eaux, c'est que je suis convaincu qu'en prévenant les inondations partielles des prairies qui nous entourent, on arrivera
à diminuer notablement le ravage des maladies. C'est à cette
seule cause, à mon avis, que l'on doit le passage à l'état épidémique d'un grand nombre de maladies. Chaque année est
marquée ici par une épidémie; c'est tantôt la rougeole, tantôt
l'angine couenneuse, tantôt les fièvres typhoïdes ou mu-

queuses, et dans chacune on reconnaît la présence manifeste des phénomènes toxiques de même nature. Je ne prétends pas arriver à la suppression de ces affections, ni même diminuer sensiblement le nombre de malades, mais je suis persuadé que les maladies perdraient le caractère de malignité que l'on rencontre si souvent chez nous, et feraient moins de victimes.

En émettant les vœux que je viens de formuler, je n'ignore pas que leur réalisation ne saurait être prochaine. Éloigner des populations toutes les causes d'insalubrité, ce n'est rien moins que les préserver à jamais des maladies épidémiques. Ce n'est pas d'hier que le problème est posé ; le jour où il sera résolu n'est pas proche encore.

Il convient donc, en attendant mieux, de se poser le problème suivant : anéantir ou au moins amoindrir sur l'organisme les effets d'un mal qu'on ne peut empêcher de naître. On y arrivera surtout en prescrivant avec soin l'emploi des moyens hygiéniques, en cherchant, soit par les conditions extérieures qui entourent l'individu, soit par son alimentation, à faire en sorte que le corps répare les pertes qu'il fait, et dépense toujours moins qu'il ne reçoit, de telle sorte que la constitution se maintienne toujours dans un état de force et de régularité convenables.

On ne doit pas oublier que la maladie que nous étudions est spéciale à l'enfance, et que de tous ces âges, l'âge tendre est celui dans lequel la constitution, avide de transformation, est le plus apte à l'absorption des miasmes, quels qu'ils soient. On ne saurait donc trop insister sur l'hygiène des enfants, quand une épidémie menace de se déclarer.

Toutefois il faut remarquer que rarement les moyens hygiéniques ont une efficacité réelle. Les épidémies frappent brusquement une population, font leurs premières victimes parmi ceux qui peuvent le moins avoir recours à l'hygiène. Les moyens hygiéniques ne s'improvisent pas, il faut qu'ils soient longtemps appliqués pour avoir une action sur l'économie, et pour qu'ils servent à se préserver d'une maladie, il faut s'être préparé de longue date ; c'est ce qui n'arrive jamais.

S'il est difficile d'empêcher l'apparition des épidémies, il l'est plus de lui trouver dans l'hygiène privée un préservatif de quelque valeur, les préceptes étant négligés par ceux qui pourraient y avoir recours, et inapplicables chez ceux qui en ont le plus grand besoin.

A défaut des moyens hygiéniques dont l'efficacité n'est pas douteuse, mais dont l'application est difficile toujours, impossible quelquefois, il faudra se reporter à l'emploi des moyens dont l'action sur l'économie aura pour but de la mettre en état de s'opposer à l'envahissement des maladies. Nous parlerons plus loin des médicaments appelés à jouer ce rôle. Pour le moment, je ne veux appeler l'attention que sur l'inoculation, qui me paraîtrait devoir recevoir ici une utile application. Le fait suivant que j'ai observé montrerait l'influence neutralisante d'un virus sur le développement de la diphthérite.

La femme N..... est prise, en août 1858, d'une angine couenneuse ; les fausses membranes, d'abord peu épaisses et peu étendues, augmentent après une durée de six jours, et, malgré les cautérisations répétées, au point d'envahir complétement l'arrière-gorge, les piliers du voile du palais, les amygdales. Il y a une vive réaction fébrile ; saignement de nez ; vomissements bilieux. Tout indique que la maladie va revêtir une certaine gravité, lorsque paraît brusquement une éruption papuleuse sur toute la surface du corps, et surtout confluente à la face. Au premier abord, je crus à une éruption de rougeole ; les papules ressemblaient assez à celles de cette affection, elles étaient de couleur rougeâtre, un peu terne, assez régulièrement arrondies, et séparées par des espaces où la peau avait la teinte normale. En regardant de près, on reconnaissait bien une apparence jaunâtre qui n'était pas celle de la rougeole, mais, en raison de son apparition tardive, et de la présence de l'empoisonnement diphthéritique, on pouvait s'expliquer les différences d'aspect.

Toutefois la malade, effrayée de cette éruption, m'avoua que depuis quelques jours elle avait un écoulement vaginal très-abondant, qu'elle croyait être des flueurs blanches auxquelles elle était sujette. Il me vint alors dans l'esprit que

j'avais, quelque temps avant, soigné son mari pour une blen-
norrhagie rebelle, pour laquelle je crus devoir lui administrer des mercuriaux à l'intérieur. J'examinai avec soin la
malade, et je reconnus une vaginite très-intense ; sur la
paroi vaginale gauche, une ulcération dont l'aspect ne per-
mettait pas de mettre en doute la nature. Dès lors l'éruption
et la teinte jaunâtre, cuivrée, devenaient facilement expli-
cables.

Je prescrivis un traitement antisyphilitique (liqueur de
Van Swieten, bains au sublimé et gélatineux).

Chose remarquable, dès le jour même de l'apparition de
l'exanthème, l'exsudation plastique de la gorge s'améliora
sensiblement, à un tel point que trois jours après, il n'y avait
pas trace de fausses membranes.

Faut-il attribuer cette amélioration rapide à l'usage des
mercuriaux ? Je serais assez peu disposé à le croire, malgré
l'autorité de M. Bretonneau, vu la rapidité de la disparition
des signes graves de l'angine, et le peu de temps qu'a duré
l'action des médicaments.

Ne semble-t-il pas rationnel d'admettre que, le virus syphilitique se répandant dans toute l'économie, ce qui n'a été
manifeste qu'après l'apparition de l'affection cutanée, son
action sur la constitution a paralysé celle du poison diphthéritique, et déterminé sa neutralisation ? Deux principes toxiques peuvent-ils simultanément agir sur la constitution ?

Si de ce fait découle cette conséquence que le virus syphilitique annihile la diphthérite, il ne s'ensuit pas qu'il faille
en conseiller l'inoculation comme préservatif, malgré l'efficacité de la thérapeutique antisyphilitique, et la nullité re-
grettable de nos moyens d'action sur les affections couenneuses. Telle n'est pas la conclusion, trop peu orthodoxe, que
je veuille tirer de cette observation. Je prétends insinuer
seulement que si le virus syphilitique a une pareille naissance, il n'est pas vraisemblablement le seul qui la possède,
et je serai loin d'être étonné que l'expérimentation révélât
une semblable influence de la part de l'inoculation de tout
autre virus ; celui de la vaccine principalement, à cause de
l'apparition, simultanément avec la diphthérite, des fièvres

éruptives. Je regrette de n'avoir pas à rapporter ici des faits
d'inoculation directe à l'appui de cette assertion ; mais je
crois que c'est en suivant cette voie qu'on arrivera aux résultats thérapeutiques les plus satisfaisants. Les deux faits rap-
portés par M. Bergeron, qui ont fait l'objet d'une note lue à
la Société médicale des hôpitaux (1), sans être positivement
concluants, donnent une forte présomption en faveur de
l'inoculabilité de la diphthérite. Or, de l'inoculabilité d'un
principe morbide à la préservation par l'inoculation d'un
autre virus, il n'y a qu'un pas.

Il faut bien l'avouer, malgré l'abondance des remèdes
contre la diphthérite, nos ressources sont, hélas ! d'une
nullité désespérante. Nous sommes réduits à la médecine des
symptômes, et encore pendant une épidémie, l'expression
symptomatique ne doit-elle pas être interpretée comme d'ordinaire, et n'a-t-elle plus la même valeur ?

On ne doit faire fonds sur aucun médicament. Le plus
héroïque acquiert une impuissance désespérante. Les médications les plus rationnelles que l'expérience a mille fois sanc-
tionnées viennent échouer devant un génie malfaisant. Ce
n'est pas sans raison que Royer-Collard a dit : « Qu'il ne faut
pas s'attacher à un symptôme prédominant....., qu'il faut
commencer par acquérir une connaissance exacte et appro-
fondie de l'affection que l'on veut combattre ; avant de prétendre en avoir trouvé le remède, il faut surtout en étudier
avec le plus grand soin, et le caractère essentiel, et les
nombreuses modifications, afin de pouvoir varier son traitement suivant ces modifications. »

La thérapeutique de la diphthérite présente deux indications à remplir :

1° Combattre l'état général et modifier la constitution,
afin d'arrêter le développement ultérieur des fausses membranes ;

2° Par les topiques, détruire l'exsudation, et modifier
la vitalité des parties sur lesquelles elle se développe.

---

(1) Voir *l'Union médicale* du 7 juillet 1859.

Traitement général. Par le traitement général on se propose deux modes d'action différents pour arriver aux mêmes résultats :

1° Introduire dans l'économie des agents qui, par leur action neutralisante et spécifique, arrêtent le developpement des fausses membranes.

2° Chercher, en tonifiant la constitution, à lui donner les moyens de résister à l'envahissement de la maladie.

Dans le premier cas, on détruit le mal dans sa racine, c'est un antidote que l'on oppose au poison. Dans le second cas, on se propose, dans le combat qui va se livrer entre la maladie et la constitution, de chercher, en augmentant la force de celle-ci, à mettre toutes les chances de son côté. Nul doute que le but que l'on doit chercher à atteindre, c'est de détruire le principe toxique qui ravage l'économie. Beaucoup de médicaments ont été tour à tour vantés, comme exerçant une action spécifique sur la production constitutive de la diphthérite, la fausse membrane; en est-il un seul sur l'efficacité duquel il soit permis de compter? Je regrette de le dire, aucun médicament n'a une action spécifique positive. Chacun de ceux qui ont été proposés a donné des résultats satisfaisants à son propagateur, et dans d'autres mains n'a plus présenté le même avantage. Faut-il conclure de là qu'il y eu mauvaise foi ou fausse interprétation? Nullement; je ne doute pas que les faits de guérison par tel ou tel agent thérapeutique n'aient été fidèlement observés, mais ce que j'affirme, c'est que les observateurs qui les ont essayés n'ont pas tenu compte du point de vue où ils sont placés. Au début et à la fin d'une épidémie, tous les médicaments peuvent donner des succès, alors que la nature fait à elle-seule presque tous les frais de la guérison. Au plus fort de la maladie, tous les soi-disant spécifiques sont d'une impuissance absolue, et les cas de guérison que l'on observe démentent, par la marche suivie, l'influence du remède. Or, si la vertu d'un médicament doit être appréciée, s'il est de ceux sur lesquels on doit faire fonds, quand devra-t-on l'appliquer, sinon dans les cas les plus graves? là seulement il signalera sa puissance, et méritera de prendre le nom de spécifique.

Quoi qu'il en soit, je passerai en revue les principaux agents thérapeutiques préconisés comme spécifiques dans la diphthérite qu'il m'a été donné d'appliquer, et tâcherai d'apprécier l'influence exercée par chacun d'eux dans le traitement de cette maladie.

Mercuriaux. Chez dix malades, j'ai employé les mercuriaux suivant la méthode de M. Bretonneau (toutes les heures 5 centigrammes de calomel ; toutes les trois heures une friction avec 1 ou 2 grammes d'onguent napolitain). Neuf de ces malades étaient atteints d'angine couenneuse humide au deuxième degré, le dixième d'angine sèche, ayant envahi le larynx. Voici le résultat obtenu par la médication mercurielle aidée des applications locales que je n'ai jamais négligées.

Chez deux malades, les fausses membranes ont commencé à se détacher deux jours après le commencement du traitement et ont disparu peu à peu. Il y a eu une salivation abondante et une diarrhée qu'il a été impossible d'arrêter et qui a persisté longtemps après la guérison. Ces deux enfants (l'un de 5, l'autre de 4 ans) se sont rétablis très-lentement.

Chez trois autres, l'administration du calomel a déterminé une diarrhée avec vomissements bilieux tellement abondants que j'ai dû suspendre dès le second jour le traitement mercuriel. L'état des fausses membranes n'a pas sensiblement changé. La faiblesse est devenue très-grande. Chez ces trois malades, la maladie n'a pas passé au troisième degré, elle a cédé à l'emploi des toniques et à une application locale.

Les quatre autres malades ont succombé. Les mercuriaux ont été sans action sur la marche du mal. La diphthérite a passé au troisième degré et s'est terminée par la mort. Chez l'un d'eux, enfant de 10 ans, il y a eu la veille de la mort une hémorrhagie nasale qui a persisté jusqu'à la dernière heure. Deux de ces malades ont eu une diarrhée abondante, le premier jour seulement de l'administration du remède.

Le dernier, âgé de 8 ans, deux jours après l'administration du calomel, a rejeté un fragment de fausse membrane tubulaire, qui a produit une amélioration sensible. Mais de nouvelles fausses membranes se sont développées dans les bronches et ont amené la mort dix jours après le début de la maladie. Pas de salivation; peu de diarrhée; grande faiblesse.

Les résultats obtenus dans ces observations sont loin d'être favorables à l'emploi des mercuriaux. Chez trois malades, l'emploi a dû être suspendu pour éviter une débilitation trop grande. Dans cinq cas, il a été sans résultat sur l'exsudation membraneuse, et, dans les deux cas heureux, la convalescence n'a pas été franche, et les malades se sont rétablis bien plus lentement que dans les cas analogues où les toniques ont été employés.

Je n'ai rien à dire du sulfure de potasse. Les malades ont éprouvé une répugnance invincible à le prendre, et, dans un seul cas où j'ai pu la surmonter, il a produit une superpurgation qui m'a fait y renoncer immédiatement.

Sels alcalins. On a dans ces derniers temps remis en honneur le *bicarbonate de soude* et beaucoup vanté le *chlorate de potasse*, comme ayant tous les deux une action dissolvante spéciale sur l'exsudation pseudo-membraneuse. J'ai fait connaître plus haut leur mode d'action sur les fausses membranes que l'on plonge dans une solution concentrée de ces deux sels. Les fausses membranes sèches ne se ramollissent qu'au bout de quinze jours, et, pour les fausses-membranes humides, il faut au moins trois jours pour les faire complétement tomber en deliquium. C'est sur cette action dissolvante de ces sels qu'est fondé l'espoir de leur influence sur la fausse membrane, quand le sang et les tissus en sont saturés. Mais si leur action est si tardive quand les fausses membranes sont plongées au milieu du liquide, que sera-t-elle donc quand elle ne se manifestera que par l'intermédiaire du liquide sanguin? Théoriquement elle semble nulle; en est-il ainsi dans la pratique (1)?

Pour l'apprécier, il ne faut pas considérer les cas où la guérison peut être obtenue par les seules forces de la nature et à

---

(1) « Cura vergit ad corrigendam sanguinis putridinem per antiseptica calida, non tamen per salia alcalina » (Sauvages).

l'aide des moyens les plus simples. Toutes les angines couenneuses n'ont pas une marche fatalement progressive, la plupart s'arrêtent et restent bornées à la bouche et à l'arrière-bouche. Celles-là peuvent toujours laisser quelque espoir d'une heureuse terminaison, et si elle arrive, on ne saurait en attribuer l'effet à l'action du spécifique employé.

Là où cette action aurait une valeur réelle, incontestable, ce serait dans les cas où la fausse membrane a envahi le larynx, où il y a eu progression évidente de l'exsudation de la gorge jusque dans la trachée, où les signes de la marche envahissante ont pu être suivis pas à pas, où, par conséquent, il n'y a pas lieu de craindre d'avoir affaire à un faux croup.

Je ne suis, pour ma part, disposé à croire à l'existence de la laryngite pseudo-membraneuse que quand elle a été précédée par l'angine de même nature ; jamais je n'ai observé le croup d'emblée pendant les quatre années que j'ai eu sous les yeux le spectacle de l'épidémie de diphthérite.

Quant à l'action des sels alcalins, toute la question se réduit donc à ce simple fait d'observation : Y a-t-il des exemples de guérison par l'administration du chlorate de potasse ou du bicarbonate de soude, ou des deux à la fois, quand la fausse membrane a envahi manifestement le larynx ?

Je réponds hardiment : non. Jamais je n'ai vu un seul malade guéri du croup par ce moyen. J'ai employé, dans un grand nombre de cas d'angine couenneuse, le chlorate de potasse et le bicarbonate de soude ; beaucoup de malades ont guéri, mais l'exsudation n'a jamais, chez eux, dépassé l'arrière-gorge. Doit-on attribuer à l'action médicamenteuse la modération du mal ? Libre à qui que ce soit de le croire ; mais quelle preuve en donner ? Et s'il en était ainsi, si ces médicaments avaient réellement une action spéciale sur la diphthérite, jamais, pendant leur administration, la fausse membrane ne devrait se propager au larynx, comme cela a souvent lieu. En supposant même que le croup peut succéder à l'angine, malgré l'efficacité du remède, au moins devrait-on observer quelques guérisons de laryngites pseudo-membraneuses ; ce que je n'ai jamais vu. Toutes les fois que le larynx a été le siége de l'exsudation, la mort a eu lieu inévitablement (1). Dans les observations 4, 5, 6, 7, 8, 9, que j'ai prises pour exemples, le chlorate de potasse ou le bicarbonate de soude ont été administrés dès les premiers jours, leur emploi n'a pas entravé la marche envahissante de l'exsudation. Dans les observations 1 et 3, qui sont les seuls exemples de guérison de croup que j'ai observés, les alcalins sont étrangers au résultat, les toniques seuls ayant été employés conjointement avec les topiques.

Je ne dis rien de quelques autres médicaments, tels que le tartre stibié, le sulfate de cuivre, auxquels je n'ai pas reconnu l'action spécifique qu'on leur a attribuée et que je n'ai jamais vu agir que comme vomitifs.

A défaut d'une médication spécifique, et dans l'impossibilité où nous sommes d'agir sur le principe même de la maladie, il est un but que doit toujours se proposer le traitement général, c'est, par l'emploi des toniques et des reconstituants, d'augmenter la puissance de réaction de l'économie et de contrebalancer celle du principe morbide.

Les bons résultats que j'en ai obtenus dans l'épidémie si meurtrière que j'ai observée, et dans laquelle la puissance toxique s'est révélée à un si haut degré, m'ont imposé cette conviction que la médication tonique est la seule sur laquelle on doive fonder quelque espoir de succès.

Le fer et le quinquina ont été administrés à la plupart des malades que j'ai soignés. Les préparations employées ont varié suivant l'état de la gorge, la facilité de la déglutition, et la répugnance des malades. Le fer réduit par l'hydrogène, seul ou associé avec l'extrait et la poudre de quinquina, a été donné dans les cas les plus faciles; j'ai préféré la formule suivante :

Poudre de quinquina jaune....	20 grammes.
Extrait de quinquina........	10 —
Fer réduit par l'hydrogène. ...	4 —
Sirop de quinquina........	q. s.

---

(1) Dans les cas où la trachéotomie était applicable et pouvait sauver des victimes, elle était systématiquement repoussée par les familles.

Faites un électuaire dont on prendra , trois fois par jour, gros comme une noisette chaque fois , délayés dans un peu d'eau ou de vin sucrés.

Pour les malades plus difficiles , je me suis toujours bien trouvé de l'emploi d'un vin tonique, composé avec

$$\left.\begin{array}{l}\text{Vin de quinquina.} \ldots \ldots \\ \text{Vin chalybé.} \ldots \ldots \ldots \\ \text{Vin de Malaga.} \ldots \ldots \end{array}\right\} \text{ āā parties égales.}$$

J'en prescrivais de 5 à 10 cuillerées dans les vingt-quatre heures, suivant l'âge ou l'état du malade.

Quoique je ne mette pas en doute l'efficacité de ces moyens, je suis persuadé que seuls ils exerceraient une médiocre influence si par l'alimentation des malades, on négligeait de leur venir en aide.

L'*alimentation*, voilà un point de la plus grande importance dans la thérapeutique des affections diphthéritiques, et sur lequel le médecin ne saurait trop fixer son attention. Quelques gouttes de bouillon font plus pour la guérison des malades que les remèdes les plus énergiques. J'irai plus loin ; j'attache plus d'importance à l'alimentation qu'au traitement local, dont je suis loin néanmoins de contester la valeur.

Les aliments, dans la diphthérite, n'agissent pas seulement comme réparateurs ; leur introduction dans l'estomac empêche l'absorption des matières sanieuses qu'il peut contenir. Nul ne doute que les aliments ne soient digérés de préférence aux liquides putrides, et que l'absorption se faisant sur des matières nutritives, tous les autres produits étrangers qui se trouvent dans le canal digestif seront plus facilement et plus rapidement évacués.

Mon premier soin , dès que l'intensité du mouvement fébrile a diminué, a toujours été de surveiller l'alimentation. Les malades ont pris, dès les premiers jours, quelques cuillerées de bouillon ou de lait, jusqu'à ce que l'état général permît de donner des aliments plus substantiels. Je me suis bien trouvé de l'emploi d'une tisane faite avec une décoction d'orge et de mie de pain, blanchie avec un peu de lait et édulcorée avec le sirop de gomme. Elle a suffi à l'alimentation des enfants à la mamelle, que la difficulté de la déglutition faisait renoncer au sein.

Il est un autre ordre de moyens thérapeutiques qui n'ont pu trouver place dans les divisions que j'ai établies, attendu qu'ils s'adressent à la nature présumée de la maladie ; je veux parler des émissions sanguines, des vomitifs, des purgatifs, des sudorifiques et des révulsifs, médications qui, d'une façon plus ou moins directe, tendent à peu près au même but, à diminuer la masse du sang, ou à l'appeler loin des organes dont il détermine l'inflammation.

Émissions sanguines. Anathème sur tout ce qui contribue à diminuer les forces. Proscrire les émissions sanguines pendant le cours d'une épidémie d'angine couenneuse, c'est une règle invariable que le médecin ne doit jamais perdre de vue. Que si l'apparence du mal et les symptômes accusés par les malades au début de l'épidémie le sollicitent à recourir aux antiphlogistiques, il s'apercevra bien vite des effets désastreux de cette médication. Toutes les fois qu'il m'est arrivé de croire à l'aspect inflammatoire du mal et de prescrire des émissions sanguines soit générales, soit locales, j'ai constaté, chez les malades soumis à cette méthode, d'abord une disparition rapide de la rougeur locale, et, par suite, la facilité de la déglutition, une diminution sensible de la réaction fébrile ; mais cette amélioration était promptement suivie d'une prostration extrême qui n'était pas en rapport avec la quantité de sang enlevé, et d'une augmentation sensible de l'exsudation plastique. L'amélioration des symptômes était bien plus sensible qu'elle ne l'est d'ordinaire dans les inflammations ; mais aussi l'apparition des signes graves ne se faisait pas attendre. Une saignée ordinaire anéantissait les forces des hommes les plus robustes. Deux ou trois sangsues à la gorge chez un enfant suffisaient pour faire paraître les symptômes de l'infection générale. Bien plus, j'en suis à croire que la phlogose partielle de quelques parties de la gorge, l'afflux momentané du sang entretenait dans cette région une irritabilité, une tonicité des tissus qui les rendaient moins aptes à la propagation de l'exsudation, et que celle-ci augmentait sensiblement dès qu'avait disparu cette activité, pour ainsi dire artificielle. Ainsi, dans les observations 1, 7 et 9, l'application des sangsues a sur-le-champ diminué les symptômes inflammatoires de la gorge, et aussitôt après les fausses membranes se sont développées avec plus de vigueur. Dans l'observation 2, où les antiphlogistiques n'ont pas été employés, malgré l'intensité de la réaction fébrile, les fausses membranes ont commencé à se détacher dès le quatrième jour.

Ce que je dis des émissions sanguines s'applique aux vomitifs et aux purgatifs longtemps continués. Dès que l'infection diphthéritique est portée à un certain degré, la tolérance des vomitifs s'établit, quelle que soit la dose à laquelle on les administre. Or c'est à ce moment que l'action vomitive aurait le plus d'effet. Que se propose-t-on en effet en provoquant le vomissement? Faciliter, à l'aide des secousses qu'il produit, le détachement et l'expulsion des fausses membranes. Quelles fausses membranes? Évidemment celles qui siégent dans les voies aériennes, car nos moyens d'action directs sur l'exsudation de la gorge sont bien plus puissants que les vomitifs. Mais, dans l'étude des symptômes, j'ai noté la tolérance des vomitifs comme un des signes de la propagation de l'exsudation au larynx. Il en résulterait que l'action des vomitifs s'exercerait quand elle est inutile et deviendrait nulle alors qu'elle aurait quelque utilité.

D'ailleurs, je me suis demandé souvent, et j'ai vainement cherché à m'expliquer, par quel mécanisme le vomissement chasserait les fausses membranes attachées aux parois du larynx? Administrés chez les enfants, les vomitifs n'amènent aucun ébranlement, le vomissement est chez eux une simple régurgitation; il s'accomplit sans efforts et sans fatigue. Chez les adultes, comment le mouvement antipéristaltique de l'estomac et de l'œsophage peut-il avoir une influence sur la paroi interne de la trachée ou du larynx. Quand on songe à la susceptibilité de cet organe et aux contractions qu'il exerce pour rejeter un corps étranger engagé dans sa cavité, quand on voit les efforts continuels que les malades exécutent, on se demande si les vomitifs ont besoin de faire sentir leur action.

Je dois dire que toutes les fois que les malades ont rejeté des fausses membranes développées dans les voies aériennes, c'est par suite d'efforts de toux incessants, déterminés sans doute parce que la fausse membrane, détachée en partie et flottant dans la cavité, excitait les mouvements de l'organe, et non par les vomissements provoqués. L'observation 7 est un exemple frappant de la nullité des vomitifs ; les fausses membranes tubulaires, venant manifestement de la trachée, ont été rejetées en l'absence de toute action de leur part.

En résumé, les vomitifs sont sans résultat dans l'angine couenneuse. Trop tôt administrés, ils fatiguent inutilement les malades. Trop longtemps continués, ils deviennent nuisibles par leur action générale sur l'économie. J'entends l'action hyposthénisante du tartre stibié, qui se fait sentir promptement dans la diphthérite et qui se traduit par des symptômes de débilité d'autant plus manifestes que la tolérance a lieu. C'est de tous les vomitifs celui qui a les plus fâcheux effets, son action sur l'estomac étant subordonnée à son absorption. C'est cette action que les auteurs ont mise en avant comme ayant quelque chose de spécifique sur la production pseudo-membraneuse ; ce que je n'ai jamais reconnu et ce qui m'a fait, comme vomitif, en abandonner l'emploi et lui préférer l'ipécacuanha.

Parlerai-je des *purgatifs*, après avoir proscrit tous les débilitants ? Je rejette les purgatifs comme médication générale et ne comprends leur emploi que momentanément, soit pour combattre l'embarras gastrique, soit plus tard pour expulser les matières putrides qui peuvent s'accumuler dans l'intestin.

Quant aux *sudorifiques*, leur procès sera bientôt fait, ils ne provoquent la sueur que quand la nature est déjà disposée à le faire. Comme ils sont impuissants, quand l'occasion les réclame, je les repousse comme étant sans efficacité réelle.

Les *révulsifs* sont, de toutes les médications qui s'adressent au principe inflammatoire, ceux que je préfère dans la diphthérite ; ils ont une action suffisante pour amoindrir les phénomènes dus à l'irritation momentanée qu'on observe, et n'exercent pas l'influence débilitante que je reproche aux antiphlogistiques. Quelques sinapismes aux mollets, un pédiluve sinapisé, vont faire autant pour calmer la phlogose de la gorge qu'une émission sanguine. Pour l'application du vésicatoire, on devra être plus circonspect et s'en abstenir, si on voit l'économie infectée au point de faire craindre le développement des fausses membranes sur le derme dénudé. Le remède serait un mal ajouté au précédent. Quand l'exsudation se sera développée sur le vésicatoire, on devra laver la plaie avec uue décoction de quinquina rouge, et passer de temps en temps dessus un pinceau trempé dans une solution concentrée de nitrate d'argent.

Traitement local. Le traitement local a bien son importance, quel que soit le point de vue auquel on se place pour apprécier la nature de la maladie. Car en supposant que, par une médication prolongée, il est possible d'amener une modification générale de l'économie, le produit morbide local n'a pas été sans influence sur la muqueuse envahie, et peut l'avoir, par son séjour prolongé, rendue apte au développement ultérieur de l'exsudation.

Aussi les topiques locaux doivent-ils avoir plutôt pour but de modifier la vitalité de la muqueuse, que de détruire la fausse membrane déjà existante. Ce n'est pas en effet celle qui est produite que vous devez redouter, mais celle qui va suivre, et que vous ne voyez pas encore. Dans un grand nombre de cas, et surtout dans la diphthérite sèche, les fausses membranes se développent de proche en proche, celles précédemment formées disparaissent peu à peu, quand prennent naissance les suivantes. C'est pour cela que quand l'exsudation a gagné le larynx, on n'en voit plus de trace dans la bouche, ce qui a pu faire croire que le croup pouvait se développer sans être précédé d'angine couenneuse.

Ce n'est donc pas aux caustiques énergiques qu'il convient de s'adresser pour attaquer la fausse membrane. Bien plus, par leur emploi, en amenant sur les tissus une irritation trop violente, vous favorisez le développement des fausses membranes. Je rejette donc absolument de la thérapeutique locale le fer rouge, l'acide chlorhydrique, pour me borner à l'emploi du nitrate d'argent, de l'alun et du tannin.

Le *nitrate d'argent,* soit en crayon, soit en solution modérément concentrée (nitrate d'argent, 5 grammes ; eau distillée, 30 grammes), est incontestablement le médicament qui exerce le plus d'action sur la production diphthéritique, et n'était l'irritation qu'il produit quand il est trop longtemps continué, ce serait le seul auquel il conviendrait de s'adresser.

Toutefois il ne faudrait pas s'attendre à le voir jouir de toute sa puissance comme modificateur des muqueuses. Malheureusement, en face du génie épidémique, il n'a plus sa vertu habituelle. Cette vertu abortive, si précieuse dans les inflammations locales des muqueuses, fait complétement défaut ; il m'est arrivé plusieurs fois, dans le courant de cette épidémie, de rencontrer des amygdalites simples, sans réaction fébrile, sur lesquelles je croyais produire un effet favorable, au moyen du crayon de nitrate d'argent passé sur la muqueuse, quand au contraire cette médication exaspérait le mal.

Comme abortif, le nitrate d'argent ne réussit pas ici ; mais il a toute sa puisssance quand, à l'aide de quelques émollients, la phlogose est dissipée et que la fausse membrane s'est développée. Dans ces cas, un pinceau trempé dans la solution, et passé sur toutes les parties de la gorge susceptibles de recevoir l'exsudation, a sur la vitalité de la muqueuse une action favorable. Dans le plus grand nombre des cas, la fausse membrane qui se développe ultérieurement sur les parties déjà modifiées par le sel d'argent est plus blanchâtre et moins adhérente. Il devient plus facile de la détacher, et par conséquent d'agir sur la partie de la muqueuse qui était son siége. Il convient de renouveler deux fois par jour cette cautérisation. Il est inutile, et même nuisible de la faire plus souvent, à moins qu'on n'emploie le nitrate d'argent comme caustique pour détruire la fausse membrane ; mode d'action pour lequel cet agent a beaucoup moins de puissance. Il cicatrise en effet très-superficiellement, et n'attaque jamais toute l'épaisseur de la fausse membrane ; comme caustique, il ne remplit pas le but que l'on se propose. D'un autre côté, en portant sur la muqueuse et si fréquemment un caustique d'une certaine énergie, on arrive à déterminer une violente irritation qui favorise le développement des fausses mem-

branes. J'ai vu, dans ces cas, la trace que le liquide laissait
sur la muqueuse devenir le point de départ de fausses membranes circonscrites à la partie cautérisée. C'est même pour
éviter une action trop intense et trop étendue que, dans les
cas où la fausse membrane est limitée, où ce sont de petites
plaques disséminées çà et là, je préfère le crayon à la solution. En le passant légèrement sur toute la muqueuse, on ne
détermine pas d'irritation, et on est sûr alors de ne pas voir
les accès de suffocation déterminés par le passage, dans le
larynx, d'une partie du liquide échappé du pinceau.

L'alun et le tannin ont, à un plus faible degré, la même
action que le nitrate d'argent. Ce n'est pas sur la fausse membrane qu'ils agissent, mais sur la vitalité de la muqueuse buccale, comme astringents et comme modificateurs. Leur usage
peut être longtemps et impunément continué, sans qu'on ait à
craindre l'irritation que je reproche au nitrate d'argent. Il est
préférable de les employer à l'état de poudre, soit ensemble,
soit isolément; on les insuffle dans toute l'arrière-gorge, à
l'aide d'un tuyau de plume. Leur action est plus prolongée
qu'à l'état liquide, la poudre restant assez longtemps attachée
sur les parois humides de la bouche. D'un autre côté, la
plupart des enfants ne peuvent ou ne veulent pas se gargariser.

Quand les fausses membranes, malgré tous les moyens employés, se sont développées sur toutes les parties de la gorge,
qu'elles sont molles, saignantes, flottantes dans la bouche,
qu'on ne distingue plus aucun des organes, qu'il y a un
afflux de liquides considérable, il n'y a pas lieu d'employer
aucun des topiques précédents. Leur action se perd au milieu
des liquides qui affluent dans la bouche. On doit alors se
borner à injecter fréquemment, à l'aide d'une petite se-
ringue, des émollients (décoction de racine de guimauve, de
graine de lin) dans la gorge et dans le nez, afin de laver les
matières putrides qui obstruent cette région, et de calmer
l'irritation dont elle est le siége.

Moyens chirurgicaux. J'ai à dire quelques mots des ressources que l'on a cru devoir demander à la chirurgie, à

savoir : l'amputation des amygdales, le tubage, et la trachéotomie.

Je ne crois pas qu'il soit possible d'imaginer rien de plus
irrationnel que l'amputation des amygdales dans l'angine
couenneuse. Je suis à me demander par quelle aberration de
l'esprit, par quelle série de raisonnements extravagants, on
a pu arriver à l'idée d'appliquer un pareil procédé. Quoi!
c'est dans une affection où toute plaie accidentellement produite va se recouvrir du produit morbide, dans laquelle
vous n'osez pas appliquer le vésicatoire, de peur de le voir
devenir un nouveau foyer du mal, c'est, dis-je, dans un tel
cas que vous ne craignez pas de faire, dans la bouche, au
centre du mal, une plaie saignante, dans le but, au moins
étrange en pareille circonstance, d'opposer une barrière à la
fausse membrane !

Quant à moi, je n'aurais nul besoin d'exemples pour répudier un pareil procédé, et ceux que je puis donner de son
application sont pris dans des cas où l'amputation des amygdales n'était pas employée comme procédé curatif. Dans
trois cas où j'ai dû pratiquer la section des amygdales, ces
deux organes étaient considérablement hypertrophiés, au
point de se toucher complétement, recouverts de fausses
membranes, et empêchaient de porter les médicaments sur
les parties situées derrière les amygdales. Il devenait donc
indispensable d'en opérer l'ablation pour arrêter la marche
de l'exsudation vers le larynx. Dans les trois cas, la plaie fut
recouverte, vingt-quatre heures après l'opération, d'une
fausse membrane qui en occupait toute l'étendue ; chez un de
ces malades, où les deux amygdales furent enlevées, les
fausses membranes devinrent tellement épaisses, qu'elles se
touchaient par leur bord interne ; je les enlevai facilement à
l'aide d'une pince, mais elles se reproduisirent avec une
extrême rapidité.

Je me serais fait un scrupule de chercher à expérimenter
la valeur d'un procédé qui m'a toujours semblé si contraire à
la raison ; mais je suis heureux d'avoir trouvé l'occasion de
l'apprécier. C'est une preuve de plus que, si l'on voit préco-

niser comme bons, et réussir les moyens les plus étranges, on ne doit pas leur attribuer un succès qui n'est dû qu'à la nature.

J'arrive aux dernières ressources que la médecine possède contre l'affection couenneuse: le tubage du larynx et la trachéotomie. Je réunis ici ces deux procédés chirurgicaux, non pour établir entre eux un parallèle, ni soulever aucune discussion sur leur plus ou moins de valeur, mais, seulement parce que leur but est le même : assurer, s'il est possible, quelques jours de vie au malade, pour donner à l'art et à la nature le temps de triompher du mal. Je ne les ai mentionnées, malgré leur inutilité, à peu près complète, dans l'épidémie que j'ai observée, que pour montrer une fois de plus combien peu l'on doit compter sur leur emploi, tant à cause de la marche du mal, que de l'horreur qu'inspire toute opération.

On ne doit, à cet égard, se faire aucune illusion : la trachéotomie, pas plus que le tubage, ne sont des modes de guérison ; s'ils semblent en apparence enrichir l'arsenal thérapeutique, ils ne sont en réalité qu'une preuve manifeste de la pauvreté de nos ressources. Du jour où nous aurons trouvé le véritable remède des affections diphthéritiques, de ce jour, la trachéotomie et le tubage du larynx ne figureront plus dans le traitement du croup.

Même aujourd'hui, dans les épidémies les plus graves, les occasions sont rares où leur emploi est possible, eu égard au nombre des malades. Ne se propose-t-on pas, soit en pratiquant, par la trachéotomie, une ouverture artificielle, soit en élargissant, par le tubage, l'ouverture naturelle que les fausses membranes tendent à obstruer, d'empêcher l'asphyxie? Quand la mort n'est pas le résultat de l'asphyxie (et c'est ce qui arrive le plus souvent), ces deux procédés ne trouvent pas leur application.

Dans l'épidémie que je viens de décrire, sur plusieurs centaines de malades, je n'en ai trouvé que quatre chez lesquels la mort a été causée par l'asphyxie pure et simple, et où la trachéotomie pouvait être employée. Chiffre dérisoire quand il s'agit de la dernière ressource contre une maladie épidémique, et plus dérisoire encore quand j'ajouterai que, dans ces quatre occasions favorables à la trachéotomie, cette suprême ressource a été rejetée par les parents.

On ne doit pas se dissimuler que, quand à la dernière extrémité, on offre comme seule chance une opération dont on ne peut garantir le succès, il y a tout lieu de s'attendre à un refus; aussi ai-je vu avec plaisir M. Bouchut, en proposant le tubage, nous apporter un moyen en apparence plus innocent. L'expérience n'a pas prononcé sur ce procédé nouveau, et appelé sans doute à quelques perfectionnements qui rendront son application plus facile et moins dangereuse. Pour moi, j'appelle ce perfectionnement de tous mes vœux, car je vois dans le tubage du larynx un procédé remplissant le même but que la trachéotomie, exempt des dangers immédiats de cette opération, et surtout plus facile à faire accepter. Si un médecin ne peut pratiquer une opération sanglante comme la trachéotomie, sans avoir prévenu la famille des événements dont elle peut être la suite, et obtenu son consentement, il n'en saurait être de même d'une simple introduction d'un tube dans la gorge, qui ne nécessite le développement d'aucun appareil, et qui peut passer pour un procédé aussi bénin que les cautérisations qui se pratiquent tous les jours.

Après avoir expérimenté la plus grande partie des médicaments employés dans l'affection couenneuse, et constaté l'inefficacité complète de la plupart sur l'épidémie que j'ai observée, je me suis borné à employer la médication la plus simple, à laquelle je ne saurais trop conseiller de recourir en pareil cas, et qu'on peut résumer ainsi :

1° Proscrire d'une manière absolue les débilitants ; rejeter les émissions sanguines, même au début ;

2° Insister spécialement sur la médication tonique et sur l'alimentation ;

3° Comme action locale sur la fausse membrane, se borner à l'emploi modéré du nitrate d'argent, aidé de l'alun et du tannin ;

4° Traiter les complications qui surviennent par les moyens qui leur sont propres.

Nature de la diphthérite.

Ici plusieurs questions se présentent qui ont été diversement résolues par les auteurs.

L'angine couenneuse est-elle une inflammation, ou appartient-elle à la classe des hémorrhagies ?

Est-ce une affection générale spécialement localisée dans les voies aériennes, ou n'est-ce qu'une germination cryptogamique, d'abord locale, et amenant par la suite une infection générale ?

Dans le cours d'une épidémie d'angine couenneuse, doit-on considérer comme des espèces différentes l'angine scarlatineuse, l'angine gangréneuse, et celle qui se complique de phénomènes typhoïdes ?

Pour MM. Desruelles et Blaud, le croup est de nature inflammatoire, M. Bouchut le regarde comme une phlegmasie aiguë du larynx.

M. Bretonneau n'est pas aussi explicite ; pour lui, la diphthérite est un mode inflammatoire particulier. Il s'exprime ainsi : « Je ne dirais pas toute ma pensée, si je n'ajoutais que je vois dans cette inflammation couenneuse une phlegmasie spécifique, aussi différente d'une phlogose catarrhale que la pustule maligne l'est du zona, une maladie plus distincte de l'angine scarlatineuse que la scarlatine elle-même ne l'est de la petite vérole ; enfin une affection morbide *sui generis* qui n'est pas plus le dernier degré du catarrhe que la dartre squameuse n'est le dernier degré de l'érysipèle. »

S'il est un genre de maladie dans lequel l'adage hippocratique *naturam morborum curationes ostendunt* se montre tout-puissant, c'est dans les inflammations. Or, dans les épidémies diphthéritiques, les antiphlogistiques sont sans efficacité. C'est qu'en effet il se peut que pendant le cours de l'épidémie et avec la constitution médicale qui l'a fait naître, on observe les caractères apparents de l'inflammation. Mais ce n'est pas l'inflammation phlegmoneuse ordinaire ; il y a là comme une sorte de stase sanguine indiquant une modification profonde de la vitalité des parties ; les tissus laissent plus

facilement exsuder le sang, il y a tendance aux ramollisse-
ments, aux hémorrhagies, à la gangrène.

Et d'ailleurs, ne suffit-il pas, pour éloigner toute idée de
nature inflammatoire, d'observer des fausses membranes développées sans rougeur de la muqueuse, sans la moindre
douleur, ce qu'on rencontre souvent, ou, ce qui est plus fréquent encore (obs. 9), de voir la fausse membrane se développer quand l'inflammation apparente a disparu, soit
seule, soit par les émissions sanguines ?

Dire avec M. Roche que le croup appartient autant à la
classe des hémorrhagies qu'à celle des inflammations, c'est
dire en d'autres termes qu'il y a infection générale du sang,
l'hémorrhagie étant toujours accompagnée des phénomènes
dits *typhoïdes*, qui sont les signes manifestes de l'intoxication.

Je ne sais si je dois m'arrêter à cette opinion qui fait de la
diphthérite une affection primitivement locale due au développement d'un champignon et devenant peu à peu générale,
par la propagation du cryptogame. A quoi attribuer le développement du végétal, sinon à la présence dans l'atmosphère
de quelque miasme spécial ? Les mauvaises conditions hygiéniques, les constitutions maladives, se rencontrent en tout
temps, et à elles seules elles ne peuvent expliquer la végéta-
tion morbide.

En admettant d'ailleurs que le mal fût tout local, et négli-
geant sa prédilection pour la muqueuse de la bouche, comment expliquer son apparition brusque sur toute plaie acci-
dentelle avant toute manifestation apparente d'une infection
générale et dès les premiers jours de l'apparition de la
maladie ? Si l'on peut comprendre, à la rigueur, que le produit
morbide se développe de proche en proche, et gagne la
bouche, le pharynx, le larynx, on ne saurait s'expliquer que
borné à la gorge il vienne faire irruption sur un vésicatoire
que l'on aura appliqué sur une partie quelconque du corps.

Comment expliquer encore que certains malades meurent
asphxyiés par l'extension progressive des fausses membranes
et d'autres avec tous les signes d'un empoisonnement général ?
Si le mal, d'abord local, devenait général, par suite de l'envahissement d'une grande surface, l'asphyxie devrait être la

seule cause de mort, le passage de l'air devrait être intercepté bien avant que l'économie entière fût infectée.

Tout porte à croire que la diphthérite épidémique est due à la présence dans l'atmosphère d'un miasme spécial, ayant avec le miasme paludéen une analogie manifeste, se produisant dans des circonstances analogues.

L'atmosphère étant remplie d'émanations toxiques, tous les fluides de l'économie s'en imprègnent peu à peu. Ce n'est que par une lutte incessante de la constitution que l'homme peut neutraliser l'action du virus. Est-elle détériorée par les maladies ou la mauvaise hygiène, il succombera. Il résistera, au contraire, si la maladie l'a trouvé pourvu d'un tempérament vigoureux.

On peut donc dire, dans de pareilles circonstances, que tout le monde est malade. Chez la plupart ce mal est à l'état larvé et n'attend qu'une occasion pour se produire. La moindre apparition de fausses membranes en est la manifestation, et l'exsudation restât-elle bornée, comme il arrive souvent, aux amygdales, sans réaction fébrile, il n'y aurait pas moins empoisonnement général. J'ajouterai seulement que, dans ces cas, la puissance de réaction du malade a été assez forte pour résister à l'envahissement du mal. En somme, l'intoxication préexiste au mal le plus localisé. La fausse membrane en est le signe pathognomonique, mais il n'en peut pas moins exister sans sa production. N'a-t-on pas constaté tous les signes de l'infection variolique sans la pustule (*variola sine variolis*)? ne pourrait-il y avoir l'infection diphthéritique sans la fausse membrane?

Quelques médecins (Billard entre autres) regardent comme des cas de croup ceux où l'on ne trouve que du mucus, de la matière purulente ou une simple inflammation. J'ai cité l'exemple d'enfants à la mamelle morts au plus fort de l'épidémie avec tous les signes généraux de l'infection diphthéritique, sans la moindre fausse membrane. Ne comprend-on pas que le poison ne puisse agir sur une constitution incapable de réaction avec assez de rigueur pour amener la mort avant que le signe spécial de la maladie se soit manifesté? ne voit-on pas fréquemment des malades succomber à la fièvre typhoïde chez lesquels l'autopsie ne révèle aucune altération de l'intestin ?

L'infection diphthéritique admise, doit-on considérer comme des variétés, comme des espèces à part, l'angine gangréneuse, l'angine scarlatineuse, l'angine maligne ?

La fréquence de la scarlatine dans les maladies couenneuses épidémiques a fait attribuer à cette éruption une importance telle que l'affection couenneuse n'a plus été regardée que comme un épiphénomène. Bien mieux, on a appelé maligne la scarlatine diphthéritique et on a appliqué ce même nom à une angine présentant les mêmes phénomènes, sauf l'éruption scarlatineuse. Il en est résulté une grande difficulté, sinon une impossibilité, de distinguer la scarlatine maligne de la diphthérite maligne.

D'un autre côté on a avancé que la diphthérite même maligne ne devenait pas gangréneuse, que les fausses membranes tachées de sang, et nageant au milieu de matières sanieuses, en avaient imposé, et que l'angine gangréneuse était une espèce à part.

Raisonnons un peu, il nous sera facile de concilier toutes les opinions en apparence contradictoires.

Vous assistez à une épidémie de diphthérite, vous observez en même temps et sous la même influence un certain nombre de malades, tous atteints de pharyngite pseudo-membraneuse. Chez l'un, il n'y a pas d'éruption cutanée : les symptômes n'en sont pas moins ceux d'une angine grave (obs. 8), c'est une *diphthérite maligne*. Chez une autre, avec le même ensemble de symptômes il y a une éruption de scarlatine (obs. 2) : voilà une *scarlatine maligne*. Chez un troisième (obs. 6), mêmes symptômes avec une éruption de suette : sera-ce une *suette maligne ?* Chez un dernier (obs. 1 et 8) il y a gangrène sans éruption : voilà l'angine gangréneuse (1).

Oubliez-vous donc que tous ces phénomènes se passent dans

___

(1) Dans une épidémie d'affections gangréneuses et pseudo-membraneuses, observée par M. Becquerel à l'hôpital des Enfants, il a vu en même temps des angines pseudo-membraneuses simples, des croups, des diphthérites pharyngiennes avec gangrène.

le même lieu, sous l'influence de la même cause ? et si vous avez admis la présence d'un agent toxique, d'un miasme délétère quelconque, qu'y aura-t-il d'étonnant à le voir se manifester par des expressions symptomatiques diverses, mais ayant revêtu toutes un caractère de malignité qui ne permet pas de méconnaître une même origine ?

En résumé, la diphthérite épidémique est une infection générale de l'économie produite par un miasme de même nature que le miasme paludéen ; selon les circonstances dans lesquelles il se produira, il donnera lieu dans le même pays à des maladies diverses. Tantôt il engendrera (et c'est là sa manifestation la plus ordinaire) la fièvre intermittente simple ou pernicieuse, la fièvre typhoïde, la dysentérie ; tantôt il compliquera des maladies ordinairement bénignes en leur imprimant un cachet spécial de malignité : de là les phénomènes appelés typhoïdes qui compliquent les épidémies de fièvres éruptives (1). Porté à un plus haut degré d'intensité, le même agent toxique développera toute la série des affections couenneuses, depuis l'angine la plus modérée jusqu'à l'infection la plus complète.

On ne saurait contester que quelque divers que soient les symptômes de toutes ces affections à l'état sporadique, on ne peut leur refuser un caractère commun, un air de parenté, quand elles passent à l'état épidémique.

---

(1) En 1855, à la suite d'un débordement de notre rivière, on vit régner pendant plusieurs mois une épidémie de rougeole maligne qui fit un grand nombre de victimes.

Aphorismes.

I. La diphthérite est un protée de l'infection paludéenne ; elle est causée par le miasme paludéen porté à son maximum de puissance.

II. En temps d'épidémie, la diphthérite, en apparence la plus localisée, est une affection dépendant d'un état général.

III. Les fièvres éruptives, les angines gangréneuses que l'on observe, ne sont que des complications de l'affection couenneuse, causées par le même agent toxique.

IV. Il n'y a pas de médicament qui mérite, même à un faible degré, le nom de spécifique.

V. On doit proscrire du traitement de la diphthérite tout ce qui tend à débiliter l'économie.

VI. En l'absence de toute médication réellement efficace, il faut, dès le début, employer les toniques, afin de donner à la constitution l'énergie nécessaire pour résister à l'envahissement du mal.

OBSERVATION I.

Marie Aulu, âgée de 5 ans, se plaint de la gorge depuis quelques jours avec une fièvre légère qui ne l'oblige à garder le lit que le 19 août 1857. Je la trouve ce jour-là dans l'état suivant : L'amygdale gauche est rouge et tuméfiée, la droite est saine, difficulté d'avaler, principalement les liquides. Douleur d'oreilles, coryza, langue saburrale, chaleur de la peau, fièvre intense. Je prescris quatre sangsues, des cataplasmes autour du cou, un lavement laxatif, une décoction d'orge.

Le lendemain la déglutition se fait mieux, la fièvre a diminué, la tuméfaction de l'amygdale est moindre, la rougeur nulle ; plus de douleur d'oreilles ; on commence à apercevoir sur l'amygdale gauche et dans l'angle fait par le voile du palais et la luette une petite plaque d'un blanc grisâtre, bien dessinée, mais sans liséré rouge qui la circonscrive.

Deux cautérisations au crayon de nitrate d'argent ; gargarisme avec une décoction d'orge.

Les 21 et 22. Pouls plus élevé (150), mais déprimé ; peu de chaleur à la peau. Les fausses membranes ont gagné la luette, qu'elles enveloppent, comme le ferait un doigt de gant ; elles se détachent avec assez de facilité à l'aide d'un pinceau de linge, mais par fragments. Nulle trace d'inflammation dans les parties voisines, pas de difficulté de déglutition. Léger engorgement des ganglions du cou du côté gauche. Je pratique deux cautérisations au nitrate d'argent. Chaque cautérisation fait détacher des lambeaux de membranes et provoque le suintement de sang de la muqueuse. Les fausses membranes sont friables. Écoulement muqueux, plus abondant par le nez, sans trace cependant de fausses membranes.

Le 23. Les fausses membranes occupent actuellement la luette et les deux amygdales. Elles présentent des lambeaux à bords déchiquetés, noircis par le sang et les mucosités, et flottant dans la bouche. La déglutition est néanmoins assez facile. Respiration gênée, surtout à cause des mucosités qui obstruent le nez. Pouls déprimé.

Deux cautérisations ; potion vomitive. Je prescris de laver fréquemment le fond de la gorge avec un pinceau de linge trempé dans une décoction de racines de guimauve. Je fais administrer quelques potages, et dans la journée quatre cuillerées à bouche d'un mélange de vin de Malaga, de vin chalybé et de vin de quinquina.

Du 24 au 28. Tout l'isthme du gosier est envahi ; on ne distingue plus les amygdales ni la luette. Le fond de la gorge semble tapissé par une seule fausse membrane déchiquetée et parsemée de points noirs et rougeâtres. Haleine fétide, crachats abondants et sanguinolents ; la déglutition se fait avec plus de difficulté ; mouvement fébrile peu

marqué. Le cou, la région parotidienne gauche, très-engorgés. L'œ-
dème tend à se propager du côté droit. Écoulement jaunâtre, abondant et sanieux, par le nez. Apparition d'herpès aux deux commissures
labiales.

Même prescription, à laquelle je fais ajouter de fréquentes injections d'une décoction de guimauve dans les narines.

Le 29. Même état. La douleur d'oreilles a reparu. Les membranes
qui tapissent le fond de la gorge sont très-épaisses et comme infil-
trées. J'en ai pu détacher un fragment un peu volumineux à l'aide
d'une pince; il a 2 millimètres d'épaisseur. En dessous, la muqueuse
est d'un rouge foncé, ramollie et saignante. Les vésicules d'herpès
se sont ouvertes, et de chaque côté de la bouche ont été remplacées
par des croûtes qui saignent et se détachent chaque fois que la malade ouvre la bouche. L'affaiblissement fait des progrès, malgré
l'usage des toniques et des bouillons.

Je cautérise largement la surface de la muqueuse que j'ai mise à
nu. Cette cautérisation exaspère violemment la douleur d'oreilles et
fait jeter des cris à l'enfant.

Le 30. La fausse membrane s'est reproduite aussi épaisse sur la
partie de l'amygdale cautérisée la veille. Tuméfaction notable du nez,
écoulement fétide et abondant. Je constate, pour la première fois,
quelques fausses membranes près de l'orifice des narines et sur les
déchirures des croûtes de l'herpès labial. En même temps, la voix,
jusqu'à ce jour normale, se voile et s'accompagne d'une toux sèche
et sourde. Soif vive, déglutition encore assez facile; délire principalement la nuit.

La potion vomitive, qui a été administrée tous les jours et a produit chaque fois quelques vomissements, est tolérée aujourd'hui. Je
la fais suspendre. J'insiste sur les toniques et les lotions fréquentes
de la gorge et du nez.

Jusqu'au 3 septembre, ces signes vont en s'aggravant. La salivation
est abondante, presque incessante et toujours sanguinolente. Les boissons reviennent par le nez. Quand l'enfant se mouche, le nez saigne
et quelques fausses membranes s'en détachent. L'herpès a envahi la
presque totalité des lèvres, et les deux commissures sont couvertes
de fausses membranes. Un vésicatoire appliqué sur le larynx s'est
immédiatement recouvert de couenne. La voix est éteinte et presque inintelligible. Toux caractéristique. L'œdème a gagné le cou;
les deux régions mastoïdiennes et toute la face; celle-ci est d'une
pâleur terreuse et un peu bleuâtre. Les extrémités des doigts sont
aussi légèrement cyanosées. L'anxiété est extrême. L'enfant s'agite
constamment dans son lit. Après s'être, pendant quelques jours, refusé à ce qu'on fît des lotions dans la bouche, elle s'y prête avec
facilité; elle se saisit du pinceau et cherche à l'enfoncer profondément, afin de se débarrasser de l'obstacle qui l'étouffe. Faiblesse extrême, pouls insensible.

3 septembre. La prostration est extrême; plus d'agitation. Il ne reste plus qu'un ronflement continuel qui témoigne que la vie ne s'est pas encore éteinte. Le matin même a eu lieu une épistaxis abondante.: le sang est jaunâtre, le caillot sans consistance. L'écoulement du nez est d'une fétidité insupportable; l'haleine infecte. Toutes les fausses membranes de la bouche sont énormément tuméfiées, parsemées de taches d'un gris noirâtre. OEdème considérable de la face, du sternum, des pieds et des mains; teinte cyanosée de toute la peau.

Continuation des toniques et des lotions. J'ajoute un gargarisme antiseptique (teinture de quinquina, 2 gr.; de cochléaria, 2ᵉgr.; sirop de mûres, 30 gr.; eau de cannelle, 90 gr.).

Tous les signes graves vont en augmentant jusqu'au 11 septembre. L'œdème est général et fait de tels progrès que la face et le cou se confondant, on dirait un énorme goître. Pouls petit, filiforme, irrégulier (plus de 150). Apparition d'une vive *douleur* dans la région *épigastrique*. Déglutition presque impossible. Teinte cyanosée et refroidissement très-sensible du visage et des extrémités; asphyxie imminente. L'intérieur de la bouche présente l'aspect d'une plaie. Le nez est tuméfié considérablement et obstrué par les fausses membranes; la vulve et l'anus en sont tapissés et exhalent un suintement de liquide sanieux. Sur tout le corps, et principalement sur les membres, on voit de petites *taches rosées* analogues à celles de la fièvre typhoïde. Râles humides dans toute la poitrine. Mort imminente.

Le lendemain, à ma grande surprise, je trouve l'enfant moins oppressée que la veille. Dans un violent effort de toux, elle a rejeté un corps blanchâtre que l'on me présente. Il a, le volume d'une grosse noisette, de couleur blanche grisâtre, assez dur, lardacé : il exhale une odeur *horriblement fétide*. C'est un fragment de l'amygdale gauche, transformé par l'exsudation et la gangrène. A l'inspection de la bouche, on trouve une excavation à la place de l'amygdale. Une partie des fausses membranes de l'isthme du gosier s'est détachée par fragment.

A dater de ce jour, et sous l'influence de simples lotions émollientes sur les parties malades et des toniques à l'intérieur, tous les symptômes se sont amendés peu à peu.

Le 20, la malade est en pleine convalescence. La respiration a repris son rhythme normal; la déglutition est devenue de plus en plus facile. Plus d'odeur fétide du nez ni de la bouche. L'herpès labial est complétement guéri ; dans la gorge, il reste encore trois ou quatre petites plaques pseudo-membraneuses sur la luette et le voile du palais, séparées par des intervalles où la muqueuse est saine. L'amygdale droite est encore volumineuse; on ne voit rien à gauche. Les taches rosées de la peau ont disparu.

La toux persiste avec son timbre caractéristique. L'extinction de la voix est encore complète; l'œdème considérable. Néanmoins l'en-

fant prend avec plaisir quelques aliments, le pouls a recouvré un
peu d'ampleur et de force. La douleur épigastrique est toujours
vive, surtout au moment de l'ingestion des aliments. Les selles sont
fréquentes et contiennent une quantité de détritus de fausses mem-
braues; elles sont extrêmement fétides.

L'amélioration ayant continué à se faire sentir, l'enfant a pu aller
achever sa convalescence chez ses parents. Elle est partie dans l'état
suivant : Rien dans la gorge, si ce n'est le gonflement de l'amygdale
droite; extinction de voix; toux plus sonore, mais pas encore normale; bouffissure de la face; œdème des pieds; plus de douleurs
épigastriques; selles normales; paralysie du voile du palais, survenue récemment; tous les liquides et une partie des aliments solides
reviennent par le nez; pour avaler une partie de ses aliments, l'enfant renverse la tête en arrière.

Je prescris la continuation du vin de quinquina, l'usage du fer
réduit par l'hydrogène, l'eau de Pougues aux repas, une nourriture
substantielle.

J'ai revu cette enfant deux ans après (octobre 1859); elle se porte
à merveille. Sa mère m'a appris que, quelques jours après son départ, elle a été prise d'une paralysie générale, qui a cédé en l'espace
de quinze jours, sous l'influence du régime prescrit.

OBSERVATION II.

Marie Beaujoin, âgée de 8 ans, est prise depuis quelques jours de
fièvre continue, perte d'appétit, somnolence continuelle.

Je la vois pour la première fois le 17 juillet 1857. Fièvre intense,
langue saburrale, vomissements, constipation. La peau est couverte
depuis le matin d'une éruption scarlatineuse d'un rouge intense,
couvrant tout le corps. Toux; râles sibilants dans la poitrine; pas
de larmoiement; rougeur et douleur vive de la gorge, assez intense
pour faire refuser toute boisson, malgré une soif vive. Les deux
amygdales sont gonflées et recouvertes de deux plaques pseudo-membraneuses, grandes comme une pièce de 20 centimes chacune, et
limitées dans toute leur circonférence par un bourrelet saillant de la
muqueuse, d'un rouge foncé, ce qui fait paraître la fausse membrane
déprimée, et comme située dans une excavation de l'amygdale.

Cautérisation avec le crayon de nitrate d'argent; gargarisme et
boissons émollientes.

Le 20. Même état de l'éruption. Les fausses membranes ont envahi
les piliers du voile du palais et la partie antérieure de la luette;
fièvre intense. — Même prescription.

Le 21. L'enfant a craché beaucoup de fragments de fausses membranes. On n'en voit plus sur la luette; celles des amygdales sont
moins épaisses. Même difficulté d'avaler; moins de rougeur de la

gorge; diminution de la rougeur de la peau; douleurs dans tous les membres.

Le 24. L'éruption a disparu ; la peau est rugueuse. Plus de fausses membranes dans la gorge; chaque amygdale est comme creusée et inégale au milieu, avec un bord saillant. Déglutition plus facile; mêmes douleurs des membres; peu de fièvre. — Vin de quinquina ; bouillons.

Le 25. La desquamation commence à se faire par larges plaques d'épiderme. Douleurs vives dans les membres inférieurs ; agitation continuelle. L'enfant prend néanmoins quelques aliments avec plaisir.

Les douleurs des jambes continuent encore à se faire sentir pendant deux jours, au bout desquels elles se terminent par une éruption de furoncles multiples sur tout le corps, et principalement sur les bras et les jambes.

OBSERVATION III.

Solange Étave, âgée de 4 ans, est une enfant de chétive apparence, d'un tempérament lymphatique, et vivant dans de mauvaises conditions hygiéniques. Elle est prise, le 23 juillet 1857, de malaise avec perte d'appétit, difficulté d'avaler, fièvre, somnolence. Il n'y a *ni rougeur ni tuméfaction* des amygdales, mais sur celle du côté gauche et sur le pilier postérieur du voile du palais, je trouve une fausse membrane mince, molle, saignante, et se détachant avec facilité.

Cautérisation avec le nitrate d'argent; gargarisme additionné de 2 grammes d'alun ; quatre cuillerées d'un mélange de vin de kina et chalybé.

Le 24. Les fausses membranes se sont reproduites et étendues. Même état.

Deux cautérisations; potion vomitive (ipéca en poudre, 1 gr. ; tartre stibié, 5 centigr.).

Le 25. Les fausses membranes ont envahi les deux amygdales et les recouvrent presque complétement. Sur la luette, une seule fausse membrane de la grosseur d'un grain de riz ; apparition d'herpès aux commissures labiales. La potion vomitive a fait rejeter quelques fragments de fausses membranes. — Même prescription.

Le 26. Pouls petit et fréquent (140) ; refus de boire ; *douleur* violente de *l'oreille* gauche ; engorgement des ganglions sous-maxillaires; herpès des lèvres saignant et recouvert de fausses membranes; écoulement abondant de mucosités par le nez, sans apparence de fausses membranes dans cet organe ; crachement continuel, crachats sanguinolents ; fausses membranes tapissant l'arrière-gorge et une partie du palais, molles, friables, déchiquetées, tachées de sang. Les cautérisations déterminent d'intolérables douleurs d'oreilles, surtout à gauche; la potion vomitive reste sans effet.

Potion avec extrait de quinquina, 2 gr. ; vin tonique, bouillons.

Le 28. Augmentation de tous les symptômes; faiblesse extrême; Tolérance complète des vomitifs; *douleur épigastrique ;* œdème de la face et du cou; difficulté extrême d'avaler; salivation abondante; voix enrouée et éteinte; toux croupale; respiration fréquente et pénible. Fausses membranes saignant avec facilité, tapissant toute la gorge, dont on ne distingue aucune partie; délire presque continuel, *pas de fétidité de l'haleine ;* l'orifice nasal, la vulve et l'anus, sont tapissés de pseudo-membranes; l'anxiété et l'agitation sont extrêmes.

Même traitement; injections émollientes dans le nez et la bouche.

Le 30. Mieux sensible; les fausses membranes se détachent et ne se reproduisent plus; la respiration et la déglutition sont plus libres; on commence à distinguer la luette et les amygdales; la douleur épigastrique a diminué. — Même prescription.

4 août. Il n'y a plus trace de fausses membranes; la muqueuse de la bouche est lisse et de couleur normale; pendant plusieurs jours on a trouvé des fausses membranes dans les selles; la toux a un peu diminué; la voix reste éteinte; l'enfant peut prendre quelques aliments, mais, malgré son désir, elle s'y refuse souvent parce que les mouvements de déglutition donnent lieu à des douleurs d'oreilles intolérables, et que la plupart des aliments reviennent par le nez. Le voile du palais a éprouvé une perte de substance par suite de la chute des fausses membranes; il est comme bifurqué, et en outre, à gauche, il y a une échancrure comme taillée à l'emporte-pièce.

Ces deux derniers symptômes, douleurs d'oreilles et rejet des aliments par le nez, ont duré plusieurs mois; il s'y est joint une faiblesse de la vue (amblyopie) et une paraplégie qui ont cédé à l'emploi des toniques et des ferrugineux. L'enfant a considérablement grandi pendant la durée de sa maladie.

OBSERVATION IV.

Léonie Laroche, âgée de 3 ans, tombe malade le 13 août 1858. Fièvre, état saburral de la langue, somnolence continuelle. Ces prodromes durent jusqu'au 18. Ce jour-là, apparaissent sur chaque bras quelques plaques d'un rouge vif, saillantes sur la peau, uniformes, sans élevures. Le cou est très-douloureux et le moindre contact fait pousser des cris à l'enfant. OEdème de l'angle gauche du maxillaire inférieur. La gorge est dans l'état suivant : pas de rougeur; un peu d'hypertrophie du pilier antérieur gauche, qui est revêtu d'une pseudo-membrane d'un blanc grisâtre, très-adhérente et semblant faire corps avec la muqueuse. La luette est en partie couverte de fausses membranes du même genre, un peu moins adhérentes, et séparées par quelques intervalles étroits dans lesquels on aperçoit la muqueuse; celle-ci saigne quand on cherche à détacher les fausses membranes. Mucosités épaisses et abondantes sortant par le nez, pas de fausses membranes dans cet organe. Voix normale; pas de toux.

Cautérisations avec une solution de nitrate d'argent; vomitif; potion de 125 grammes, additionnée de chlorate de potasse, 10 grammes; lotions avec une solution saturée de bicarbonate de soude.

Le 19. Le vomitif n'a pas fait rejeter de fausses membranes. L'œdème des ganglions du cou a augmenté. Les fausses membranes ont envahi les piliers du voile du palais, les deux amygdales, la luette; elles sont moins adhérentes et saignantes. Ni gonflement ni rougeur des diverses parties de la gorge; pas de difficulté d'avaler. L'enfant mouche et crache du sang continuellement. Sur le tronc et le cou on découvre quelques-unes des taches qui se sont montrées aux bras dès le début. Cette éruption est très-discrète, on pourrait compter les papules. La faiblesse augmente; somnolence continuelle.

Même traitement.

Le 20. L'enfant a rejeté dans les efforts de vomissement une fausse membrane épaisse gris foncé qui enveloppait la luette; celle-ci se présente sous l'aspect d'une plaie récente, elle est rugueuse, saignante, et on y aperçoit quelques fragments des nouvelles fausses membranes qui s'y forment. Les pseudo-membranes des autres parties de la gorge sont déchirées, sanguinolentes. Le sang du nez et celui des crachats sont d'un rouge foncé sale, cependant il n'y a pas de fétidité de l'haleine. Les lèvres sont fendillées et sèches; pas d'herpès; déglutition toujours assez facile. Pas de signes d'extension au larynx; état général plus grave; l'éruption reste la même.

Le 21. On aperçoit facilement des fausses membranes qui se sont développées sur la paroi vertébrale du pharynx. La luette, les amygdales, qui ne paraissent presque pas augmentées de volume, semblent recouvertes d'une couche de boue grise qui n'a plus l'apparence de fausses membranes. On aperçoit encore çà et là quelques taches noires formées de sang caillé et noircies par le contact du nitrate d'argent, mais on ne voit plus de lambeaux détachés de fausses membranes. L'enfant continue à moucher et à cracher continuellement du sang qui est devenu de couleur rouge noirâtre et très-épais : on aperçoit pour la première fois des fausses membranes à l'orifice des narines. Ni toux ni altération du timbre de la voix; pas de fièvre.

Il y avait eu le soir une épistaxis très-abondante, à la suite de laquelle la somnolence a disparu. L'enfant n'accuse aucune douleur; elle demande à manger. Le pouls marque 48 pulsations seulement.

Dans la potion au chlorate de potasse je fais ajouter 1 gramme d'extrait de quinquina, quelques cuillerées de bouillon de veau. Lotions fréquentes.

Le 22. L'agitation a été très-grande pendant la nuit; les extrémités sont refroidies; le pouls, à 48, est presque insensible. Voix enrouée et affaiblie; toux croupale; pas de cyanose ni d'accès de suffocation; pâleur et altération des traits; même état de la gorge; crachements de sang continuels.

Mort dans la journée sans accès de suffocation ni difficulté de respirer.

OBSERVATION V.

Juliette Pirot, âgée de 17 mois, tombe malade le 7 décembre 1857. C'est une enfant d'une belle apparence. Elle porte depuis longtemps autour de l'oreille gauche une plaie suppurante d'impétigo avec gonflement de la région parotidienne. Cette plaie, depuis quelques jours, s'est recouverte d'une fausse membrane. Les parents ont observé cela sans s'en émouvoir, n'y attachant aucune importance. Ce qui a éveillé leur attention, c'est que l'enfant est devenue maussade, a refusé le sein dont elle était très-avide et a été prise d'un léger mouvement fébrile.

L'aspect de la plaie impétigineuse, le refus du sein, me font soupçonner l'existence de fausses membranes dans la gorge. J'y observe en effet quelques petites plaques de peu d'étendue sur chaque amygdale. L'enfant prend le sein avec avidité, mais le lâche après deux ou trois efforts de succion pour prendre respiration; le nez étant le siége d'un coryza et ne permettant pas le libre passage de l'air.

Cautérisation au nitrate d'argent répétée le soir; décoction d'orge coupée de lait pour boisson; chlorate de potasse, 5 grammes.

L'enfant a eu pendant toute la nuit un accès de fièvre violent précédé d'un frisson très-marqué. Vomissements bilieux très-fréquents. Les fausses membranes se sont étendues et occupent presque la totalité de l'isthme du gosier. La voix est pure et assez forte. L'engorgement a gagné la région parotidienne du côté droit et les ganglions sous-maxillaires. Dans l'espace d'une nuit, le mal a fait des progrès étonnants.

Trois cautérisations au nitrate d'argent; lotions fréquentes de la gorge avec une décoction de racine de guimauve; potion de Rivière.

L'engorgement est considérable; fièvre intense; vomissements bilieux incessants. Les membranes prennent une teinte noirâtre, elles se détachent avec facilité, mais avec suintement de sang. La voix a conservé son timbre normal; haleine fétide.

Même traitement; potion avec 1 gramme d'extrait de quinquina.

Il y a eu dans la matinée plusieurs vomissements de sang noir très-fluide et exhalant une fétidité extraordinaire. La plaie de l'oreille est recouverte d'une plaque noire gangréneuse; œdème presque général. Le pouls ne marque que 50 pulsations. Mort au bout de quelques heures.

OBSERVATION VI.

Jeanne Pirot, sœur de la précédente, âgée de 4 ans. Elle est devenue maussade, a perdu l'appétit, et, malgré sa turbulence habituelle, s'est résignée à garder le lit. Je la trouve dans l'état suivant (7 juillet 1857).

Mouvement fébrile intense, turgescence et rougeur anormales de la peau, sueur, état saburral de la langue, pas de selles depuis plusieurs jours ; vomissements. Je prescris un lavement avec 60 gr. de miel de mercuriale, une infusion légère de feuilles de bourrache. Diète.

Le lendemain, 8 juillet, toute la surface du corps est couverte d'une éruption très-confluente composée de petites papules rouges de la grosseur d'un grain de millet. En certains points, et surtout sur les bras, la confluence est telle que c'est à peine si l'on distingue les papules de l'éruption. Sueur continuelle et abondante. L'abdomen au-dessus du pubis est couvert de sudamina que l'on écrase avec la main et que l'on distingue facilement des papules de l'éruption par la sueur qui mouille la main en les écrasant. Fièvre intense ; même état de la langue ; quelques accès de toux ; râles humides dans la poitrine. État général peu satisfaisant. L'enfant n'accuse aucun malaise, ne demande rien ; elle est comme absorbée et constamment assoupie.

Même prescription que la veille, à laquelle j'ajoute quelques cuillerées de vin de quinquina.

Le 9. Même état ; un peu d'agitation. L'enfant, qui acceptait toujours les boissons qu'on lui offrait, refuse de boire, ce qui me fait porter l'attention sur la gorge. Je trouve en effet les deux amygdales rouges et tuméfiées. Deux sangsues appliquées sous la mâchoire inférieure font diminuer la rougeur et la tuméfaction des amygdales. L'enfant boit plus facilement.

Le 10. Agitation extrême pendant la nuit ; refus obstiné de boire. Les deux amygdales et la luette sont entièrement couvertes d'une épaisse couche de fausses membranes. Herpès aux commissures labiales. (Deux cautérisations avec la solution de nitrate d'argent ; lotions fréquentes avec une décoction de racine de guimauve ; potion de 125 gr., additionnée de chlorate de potasse, 10 gr.) Malgré l'énergie du traitement, les fausses membranes augmentent rapidement et obstruent l'isthme du gosier. On observe déjà la pâleur des traits et la bouffissure de la face. L'herpès labial est saignant et recouvert de fausses membranes. Pouls très-agité (180).

Le 11. Léger enrouement de la voix ; à de rares intervalles quelques efforts de toux avec un timbre à peu près normal. Anxiété et agitation extrêmes ; pouls tellement rapide qu'il est impossible de le compter, petit et dépressible. On ne distingue plus aucune des parties de l'arrière-gorge. Ni cyanose, ni refroidissement des extrémités, ni suffocation.

La mort arrive dans la soirée.

OBSERVATION VII.

Sophie Patrijeon, femme Pion, âgée d'environ 30 ans, a perdu son enfant (observation 8) le 8 mai 1858, qu'elle a soigné elle-même avec le plus grand dévouement, dans sa maladie. Trois jours après sa mort, elle est prise d'une légère douleur de gorge. Peau chaude et humide, fièvre (96), bouche amère, langue saburrale, pas d'appétit. A l'inspection de la gorge, je trouve sur l'amygdale gauche une large plaque pseudo-membraneuse, molle, blanchâtre, plus adhérente que son aspect ne le ferait supposer. Rougenr vive de toute la gorge et surtout de la luette et des amygdales, grande difficulté d'avaler.

6 sangsues, cautérisation au nitrate d'argent, gargarisme émollient.

Le 13. Là rougeur a diminué; déglutition plus facile. Même état des membranes.

Cautérisation; vomitif (ipéca pulv., 1 gr.; tartre stibié, 0,05); potion avec chlorate de potasse, 10 grammes.

Le 20. Aucune amélioration. Malgré le traitement continué avec énergie, les fausses membranes se sont développées sur l'amygdale droite et sur la luette. Douleur d'oreilles; gonflement des ganglions du cou, sensibilité à la pression au-dessous de l'angle du maxillaire où l'on perçoit un peu de rénitence de la peau; fièvre continue. La malade se refusant aux cautérisations à cause de la douleur d'oreilles qu'elles exaspèrent, j'ai recours, pour la tromper, à l'emploi d'insufflations avec une poudre composée de parties égales d'alun et de nitrate d'argent.

Le 22. Les fausses membranes augmentent d'étendue et d'épaisseur; elles sont très-adhérentes et tapissent complétement la luette, les deux amygdales et les piliers postérieurs du voile du palais. On aperçoit une fausse membrane oblongue sur la paroi postérieure du pharynx. Besoins fréquents de moucher. Salivation et sputation continuelles. Augmentation sensible de l'engorgement des ganglions du cou; débilité très-grande. — Même traitement; 125 grammes de vin de quinquina; bouillons.

Le 24. Mieux sensible. Diminution notable des fausses membranes. Celles qui tapissent la paroi postérieure du pharynx ont complétement disparu. On commence dans quelques points à distinguer la muqueuse de la luette. Engorgement ganglionnaire et fièvre moindres. La malade prend avec plaisir quelques aliments. — Même traitement.

Le 27. Il ne reste plus qu'une fausse membrane de l'amygdale gauche, d'un demi-centimètre de diamètre environ. L'amygdale droite est comme déchiquetée vers son centre, elle est parsemée de saillies et de gorges limitées sur les bords par un rebord taillé à pic. La malade boit facilement, elle a de l'appétit et ne souffre plus. Pas de fièvre; état général satisfaisant. Malgré mes instances, elle refuse de se laisser cautériser et ne veut plus rien faire. Je parviens avec peine à la décider à continuer la potion au chlorate de potasse. Comme elle dirige une ferme à la campagne, j'insiste pour qu'elle garde la chambre, et évite avec soin de se livrer à aucun travail.

Je ne revois plus la malade que le 2 juin. Jusque-là elle s'est sentie bien portante, et malgré mes recommandations, elle a vaqué à ses occupations de ménage. Elle prétend avoir reçu en sortant une impression de froid et s'être enrhumée. Elle a de la fièvre, sa voix est *enrouée*, elle tousse fréquemment, mais la toux a un timbre normal. Râles sibilants dans la poitrine. Le timbre de la voix indique manifestement la propagation des fausses membranes au larynx. A l'inspection de la bouche, je trouve des fausses membranes sur les deux amygdales et une autre sur le paroi postérieure du pharynx, un peu à gauche. Engorgement sous-maxillaire; retour de la douleur d'oreilles.

Potion au chlorate de potasse qui a toujours été continuée; vomitif, cautérisations; un vésicatoire sur le larynx.

3 juin. Le vomitif a été toléré. Voix plus enrouée que la veille. Toux plus fréquente et revêtant un timbre caractéristique; agitation extrême pendant la nuit; fièvre intense (120); déglutition difficile; lèvres pâles et légèrement cyanosées. Le vésicatoire est recouvert, dans toute son étendue, d'une couche pseudo-membraneuse uniforme. La malade accuse une vive *douleur à l'épigastre*.

Le 4. La malade a rejeté une fausse membrane tubuleuse longue d'environ 10 centimètres, si j'en crois les renseignements qui me sont donnés, car on l'a fait disparaître. Salivation abondante, sputation continuelle; déglutition presque impossible; douleur à l'épigastre. Même état des fausses membranes de la gorge. Voix éteinte et à peine perceptible; anxiété, agitation; teinte cyanosée des lèvres et des ongles. L'asphyxie fait des progrès sensibles; l'engorgement ganglionnaire du cou a beaucoup augmenté.

Sinapismes aux extrémités. Les vomitifs ne produisant aucun effet, je cherche par des titillations de la luette à produire des efforts de vomissements sans réussir à expulser de fausses membranes.

Le 5. L'anxiété a diminué; la malade a rejeté une autre fausse membrane qu'on me représente. Elle est longue de 9 centimètres, bifurquée à une extrémité; l'une des bifurcations manque, mais sa place est marquée par un orifice, l'autre n'est qu'un lambeau de quelques millimètres. Le tube principal est conservé en plusieurs endroits et permet l'introduction du petit doigt. Le tissu est dense, blanchâtre, épais d'au moins 1 millimètre.

Le 6. Malgré l'expulsion de la fausse membrane, l'asphyxie a fait des progrès sensibles. Il y a de temps en temps des accès de suffocation ; délire loquace. La malade est obligée, pour respirer, de se tenir assise sur son lit. La faiblesse est extrême ; elle a à peine la force de rejeter la salive qui emplit sa bouche. Elle succombe dans la soirée.

OBSERVATION VIII.

Léon Pion, âgé de 13 ans. Tempérament lymphatique au plus haut degré ; pâleur et maigreur de la face ; muscles peu développés. Le 3 mai 1858, il se plaint de douleur de la gorge avec difficulté d'avaler. Fièvre intense (115) ; plaques pseudo-membraneuses sur les deux amygdales, plus larges et plus épaisses à gauche, de couleur blanchâtre, peu adhérentes.

Cautérisations avec le nitrate d'argent ; vomitif. Toutes les deux heures une cuillerée d'un mélange de vin de quinquina et de vin chalybé.

Le 4. Diminution notable des fausses membranes qui ont été rejetées dans les vomissements ; il n'y en a plus sur l'amygdale droite, il n'en reste qu'une petite à gauche. Il y a eu recrudescence de fièvre pendant la nuit, avec léger frisson au début et sueur à la fin de l'accès. Le pouls est ce matin à 90. Faiblesse très-grande peu en rapport avec la lésion locale. Pas de toux ; voix normale.

Une seule cautérisation, ce matin, a suffi pour faire disparaître le reste des fausses membranes. Le malade s'est gargarisé fréquemment avec une solution d'alun. — Continuation des toniques ; bouillons.

Le 5. Nuit sans sommeil, très-agitée. Le malade s'est plusieurs fois brusquement relevé pour respirer plus à l'aise. Tuméfaction des ganglions sous-maxillaires et parotidiens ; pouls petit, fréquent ; faiblesse extrême ; la bouche exhale une odeur fétide, repoussante, caractéristique. Je trouve une grande quantité de fausses membranes reproduites sur les amygdales, la luette et les piliers du voile du palais ; ces fausses membranes sont d'un blanc grisâtre, peu adhérentes, et comme déchiquetées. La muqueuse est pâle, saignante. Quand on détache quelques lambeaux de membranes, il y a un peu de suintement de sang. Écoulement de mucosités épaisses et fétides par le nez ; douleur d'oreilles exaspérée par les cautérisations ; voix nette ; pas de toux.

Cautérisations ; insufflations d'alun et de bicarbonate de soude ; gargarisme avec teinture de quinquina, 2 grammes ; potion vomitive, toniques, aliments.

Le 6. La potion n'a pas produit *de vomissements*. Augmentation des fausses membranes qui garnissent toute la gorge et ne permettent plus de distinguer aucune partie. La malade mouche et crache continuellement du sang pâle et décoloré. Fétidité insupportable ;

écoulement sanieux par le nez, dans lequel on commence à voir quelques fausses membranes. Gonflement énorme des ganglions du cou; œdème de la face; peau pâle et terreuse; herpès aux lèvres et au pourtour des narines, saignant et recouvert de fausses membranes; anxiété et agitation continuelles, surtout la nuit; délire. *Douleur épigastrique.* Déglutition toujours assez facile, voix toujours normale; pas de toux; pouls presque insensible. *Selles fétides* et contenant une grande quantité de *fausses membranes.*

Je suspends toute cautérisation. Le traitement est borné aux gargarismes émollients et antiseptiques, aux injections émollientes dans le nez, et à l'usage continuel des toniques.

Le 7. Aggravation de tous les symptômes précédents; épistaxis et crachements de sang continuels; faiblesse extrême. *Voix légèrement enrouée;* toux rare, mais caractéristique. Le nez est tuméfié et presque oblitéré par les fausses membranes.

Le 8. Voix éteinte; respiration libre néanmoins. Nulle trace d'asphyxie. Pouls à peine perceptible et d'une rapidité extrême. La *fétidité* est telle que l'on peut à peine approcher du malade. Douleur épigastrique intolérable; notable altération des traits. Mort le soir.

OBSERVATION IX.

Louis Coigny, âgé de 6 ans, après avoir éprouvé pendant quelques jours de légers malaises, est pris le 20 décembre 1857 de douleur de gorge avec difficulté d'avaler, fièvre intense (120), pouls fort et résistant, peau sèche, langue saburrale. Les deux amygdales engorgées sont d'un rouge foncé et recouvertes l'une et l'autre d'une fausse membrane assez adhérente.

Quatre sangsues aux angles des mâchoires; sinapisme; cautérisation avec le crayon de nitrate d'argent.

Le lendemain la rougeur a complétement disparu. Les fausses membranes ont augmenté et envahi la luette, dont la moitié gauche est recouverte d'une lamelle semblable à celle des amygdales; le pouls marque 95.

Cautérisations; potion vomitive le matin. Toutes les heures, une cuillerée d'une potion contenant : chlorate de potasse, 10 gr.

Le 22. Les efforts de vomissement ont fait rejeter quelques fragments de fausses membranes. La luette est libre, la fausse membrane ne s'y est pas reproduite. Celle de l'amygdale droite a un peu diminué, celle de gauche en forme deux plus petites. L'enfant a cependant été toute la nuit très-agité, il a bu très-souvent et avec avidité, il a demandé à manger. Plus de fièvre; la peau a une température normale; pâleur de la face. — Même traitement.

Le 23. L'enfant s'est levé et mange avec appétit; la potion vomitive été tolérée. Le pouls est petit et plus fréquent; voix enrouée, toux croupale. Dans la gorge rien autre chose qu'une fausse membrane

très-petite sur l'amygdale gauche. — Continuation de la potion au chlorate de potasse; un vésicatoire est appliqué devant le larynx.

Le 25. Même état. La pâleur de la face a pris une teinte légèrement bleuâtre; le vésicatoire est entièrement recouvert de fausses membranes; respiration facile, pas de suffocation. L'enfant reste levé tout le jour et mange avec appétit. Rien, sauf la toux et l'enrouement, ne trahit son état. Les parents ne le croient plus malade, et j'ai peine à les persuader qu'il faut continuer le traitement et redoubler de vigilance.

Le 26. La respiration commence à être gênée. La face a une teinte bleuâtre très-prononcée; extrémités froides et cyanosées. Depuis la veille au soir, l'enfant accuse une vive douleur à l'épigastre.

Le 27. L'asphyxie devient menaçante. L'enfant n'a plus la force de se tenir debout; les inspirations sont fréquentes et bruyantes; la toux ne se montre qu'à de rares intervalles. Je propose, comme unique ressource, d'avoir recours à la trachéotomie; elle est énergiquement repoussée. L'enfant meurt le soir.

OBSERVATION X.

Le 21 août 1857, je suis appelé près de l'enfant E. P....., âgée de 5 ans. Indisposée depuis quelques jours, elle a été prise la veille d'un accès de fièvre plus intense. La peau est sèche et rouge, la langue rouge à la pointe et saburrale au milieu. Aucune douleur; agitation; quelques râles crépitants dans la poitrine. Cet état dure deux jours sans modifications.

Le 23, je trouve sur les bras et la poitrine de petites taches d'un rouge vif, semblables à des piqûres de puce, très-rapprochées les unes des autres et se confondant en quelques points; on en observe quelques-unes aux jambes, aucune à la figure. La fièvre est la même, la soif plus vive; assoupissement. Un peu de toux. Aucun autre symptôme du côté des muqueuses.

Cet état persiste jusqu'au 31 août sans changement appréciable. Ce jour-là, sans accuser aucune douleur, l'enfant, dont la soif était vive les jours précédents, refuse de boire ce qu'on lui présente. A l'examen de la bouche, je trouve l'amygdale gauche rouge, tuméfiée, saillante entre les piliers du voile du palais, et recouverte d'une petite plaque blanchâtre peu adhérente. Je passe dessus légèrement le crayon de nitrate d'argent, elle se détache facilement.

Pédiluves sinapisés; gargarisme avec une décoction d'orge miellée.

Le soir, la fausse membrane s'est reproduite. L'enfant ayant refusé le gargarisme, je prescris de badigeonner fréquemment la gorge avec un pinceau trempé dans une solution concentrée d'alun. La fièvre n'a pas diminué. Toux presque nulle; plus de râles dans la poitrine.

2 septembre. L'amygdale est toujours rouge et tuméfiée; toute la partie saillante entre les piliers est recouverte d'une fausse membrane bien limitée et plus adhérente que les premiers jours.

Même prescription; cautérisation au nitrate d'argent.

Le 3. La fausse membrane s'est étendue à gauche, dans le cul-de-sac formé par la luette et le pilier du voile du palais; le côté gauche de la luette est même un peu intéressé.

Le 4. L'amygdale droite est couverte d'une fausse membrane; la luette en est enveloppée comme d'un doigt de gant. Le mal fait des progrès manifestes. Néanmoins l'aspect des fausses membranes est d'un bon augure; elles sont d'un blanc crayeux, comme un peu humides, se détachent facilement. Au-dessous d'elles, la muqueuse n'est pas saignante, mais d'une couleur à peu près normale; chaque cautérisation fait disparaître presque entièrement les fausses membranes.

Le 5. La fausse membrane de l'amygdale droite a disparu : celle de la luette est transparente et laisse voir la muqueuse; celle de l'amygdale gauche est toujours d'un blanc mat, mais elle ne s'est pas étendue.

Le 7. Plus de fausses membranes : elles se sont détachées peu à peu sous l'influence du gargarisme avec la solution d'alun. La muqueuse est normale. L'amygdale gauche est seule tuméfiée. L'éruption signalée au début a disparu insensiblement. La desquamation est *furfuracée*. L'enfant prend des aliments. Je cesse de le voir à partir de ce jour.

Quinze jours après, le 24 septembre, je suis appelé en toute hâte auprès de cette enfant, que je trouve en proie à des attaques convulsives qui ont commencé dans le courant de la nuit. On m'apprend que depuis sa maladie, sa santé n'a jamais été satisfaisante, ni sa convalescence franche. Elle était maussade, sans appétit, se fatiguait facilement en jouant; son sommeil était agité. Dans la soirée du 24, elle fut plus agitée que d'ordinaire et cependant s'endormit. Au milieu de son sommeil, elle se réveilla en sursaut, comme saisie de terreur, en appelant sa mère. Celle-ci la trouve en proie à la terreur, les yeux hagards et agitée de mouvements nerveux. Elle la rassure, la calme; mais ces phénomènes reparaissent plus intenses vers le matin, quand on m'envoie demander. Je trouve l'enfant dans l'état suivant : yeux largement ouverts et fixes, pupilles dilatées, mouvements incessants du globe oculaire; contraction des muscles de la face et principalement des lèvres; léger trismus; demi-flexion des avant-bras, qui sont continuellement agités de mouvements de pronation et de supination; flexion des doigts dans la paume de la main. Rigidité du cou, tête fléchie fortement en arrière. Face pâle, violacée. Respiration très-accélérée, bruyante, stertoreuse; extrémités froides et légèrement bleuâtres; le pouls marque de 150 à 180 pulsations; peau couverte d'une sueur froide et visqueuse. L'enfant n'a nulle conscience de ce qui se passe autour d'elle ; elle ne détourne pas les yeux et ne fait aucun mouvement volontaire. Urines albumineuses.

Sangsues aux oreilles, sinapismes; loch avec éther et oxyde de zinc.

Un peu de calme a suivi la déplétion sanguine. L'enfant n'a repris connaissance que pour boire avec avidité. Il y a eu dans la journée trois nouveaux accès assez rapprochés ; le dernier est plus fort que tous les autres. Les convulsions ont envahi tous les muscles de la face et ceux des membres ; perte complète de sensibilité ; lèvres cyanosées, face vultueuse. Respiration pénible, rapide ; l'asphyxie est imminente. — Je pratique une saignée qui a un effet immédiat sur la respiration. Continuation des sinapismes et de la potion, que l'enfant n'a pu prendre encore.

Le 25. Un peu de sommeil a suivi la crise de la veille. Deux nouvelles crises aujourd'hui, mais moins fortes et moins longues. L'enfant a repris connaissance et pu avaler quelques cuillerées de sa potion. Nuit assez bonne.

Le 26. Les crises s'éloignent et diminuent d'intensité : il n'y en a eu qu'une dans la journée et bornée à la contraction des avant-bras.

Le 27. Pas de crise; sommeil réparateur. L'enfant boit facilement ce qu'on lui présente. La figure a repris son aspect ordinaire. A partir de ce jour, le mieux se maintient, les crises n'ont plus reparu, l'appétit est revenu. L'enfant va achever sa convalescence à la campagne.

Quelque temps après, elle est prise d'un œdème presque général, et principalement de la face et des jambes, résultat de l'anémie, et qui a disparu avec les soins et à mesure que le sang a repris ses qualités normales.